マッピングを用いた依存症支援マニュアル

本人の気づきを促すビジュアルツール

著

エド・デー

監訳

橋本 望　齋藤暢紀

訳

宋 龍平　池上淳哉　槇 健吾　川上ひろみ　竹内明徳　谷本健一

星和書店

Routes to Recovery
via the community
Mapping user manual

by

Dr. Ed Day

Translated from English

by

Nozomu Hashimoto, Nobuki Saito,
Ryuhei So, Jyunya Ikeue, Kengo Maki, Hiromi Kawakami, Akinori Takeuchi, Ken-ichi Tanimoto

© Crown copyright 2013. First published April 2013. The information in this manual (excluding the Royal Arms and other logos) may be reproduced free of charge in any format or medium providing it is reproduced accurately and not used in a misleading context. The material must be acknowledged as Crown copyright and the title of the manual specified. Please cite as: Day E (2013) Routes to Recovery via the Community, Public Health England, London.

Japanese Edition Copyright © 2019 by Seiwa Shoten Publishes, Tokyo

監訳者まえがき

　英国に留学しているときに，私はこのマニュアルと出会った。カラフルな図表が目を引いた。いつでも利用できるように，物質使用障害クリニックのコンサルテーション室に置かれていた。本マニュアルを開発したのはKing's College Londonアディクション部門の上級講師であるDr. Ed Dayだ。彼は国民保健サービスにおける物質使用障害治療システムを開発する立場にある精神科医である。最近の彼は，英国中の物質使用障害治療現場にエビデンスに基づく心理社会的治療を本マニュアルを用いて普及させ，スタッフ教育をすることに力を入れている。

　物質使用障害に対する心理社会的治療は現在までに多数研究されており，有効性が認められNICEガイドラインに記載されているものだけでも20を超える。その代表的なものとしては，随伴性マネジメント，動機づけ面接，認知行動療法，コミュニティ強化療法，12ステップ促進療法，社会ネットワーク療法などがある。これらの治療法のほとんどが，翻訳出版されて日本に導入されている。これらの醸成された豊かな心理社会的治療法を学べることは，依存症医療に携わる者の特権である。
　しかし，治療選択肢や「〜療法」と呼ばれるものが増え続けることは，依存症に携わる支援者の負担を増大させる。すべての心理社会的治療法を習得することは現実的ではない。支援者が，「まだこの治療法さえ勉強できていない。勉強不足の自分が支援者として働く資格があるのだろうか」と罪悪感を持つならば，支援は大変苦しいものになるだろう。この罪悪感は，支援者が依存症医療を敬遠したくなる気持ちを助長する。依存症支援に対するこのような苦手意識を軽減するために，さまざまな心理社会的治療のエッセンスを含んだシンプルかつ包括的な治療ツールが求められてきた。私は，このマニュアルが，そのような要望に応えるものになると信じている。

　このマニュアルには，二つの大きな特徴がある。
　一つ目は，このマニュアルがエビデンスに基づいた心理社会的治療の共通要素を中心に構成されているという点である。エ

ビデンスに基づく心理社会的治療を全体として提供することは，臨床現場における相談時間の短さ，過剰なケースロード，スーパーバイズの不足などの理由から，難しいと言われている。そのため，このマニュアルでは，1回のセッション単位で提供可能なサイズに，治療が分割されている。それぞれの介入は独立して行えるため，このマニュアルは，初めから順に進めていくというよりも，アセスメントによりクライアントと共有されたリカバリー計画に基づき，どの治療マップから使用してもよい。

　二つ目の特徴は，ノード・リンク・マッピングという方法が全体で採用されている点である。ノード・リンク・マッピングは，緊張が強く，忘れっぽく，集中力が続きにくいクライアント（例えば，発達障害を併存疾患として持つクライアントなど）に対して有効である。視覚化した面接記録が残ることは，支援者とクライアント双方に達成感をもたらす。このようにして，ノード・リンク・マッピングを用いたカウンセリングは，治療関係を向上させることが証明されている。

　このマニュアルを用いれば，エビデンスに基づく支援を自信をもって行うことができるため，経験の比較的浅い支援者にも是非利用していただきたい。また，依存症治療を行っている病院においては，より個別の支援を考える際のツールとして治療プログラムを補完する。さらに，このマニュアルは，薬物療法に関しての記載は最小限となっているため，病院以外で依存症支援に携わっている地域の保健師，ケースワーカー，ケアマネージャー等にも利用していただくことが可能である。

　最後に，このマニュアルの翻訳出版を応援してくださった星和書店出版部の岡部浩氏と当病院の依存症治療部門に携わる以下のスタッフにこの場を借りて感謝申し上げたい。

　　泉川桂子，坂本佳子，越智貴史，光田千里，伊井真由美，藤澤真弥，内藤匠己，

　　兼信宏恵，松戸由子，金澤麻衣子，花岡政治，藤井ゆかり，荒木和将，吉本実千代，

　　大岡佳美，藤井志保，杉山光子，轟　涼子，高田浩美，佐藤嘉孝，武田彩記子，塚原　優

監訳者代表

橋本　望

Contents

監訳者まえがき
マップ一覧

序　章　治療の核となる要素　1

第1章　アセスメントプロセスを改善し，リカバリープランを立てる　9

第2章　目標の設定，達成，達成したときの報酬　47

第3章　ソーシャルサポートを築く　55

第4章　ハームリダクションの情報を提供する　71

第5章　スキルの習得を支援する　83

第6章　治療の終了とアフターケア　99

マップ一覧

序章　治療の核となる要素

「効果的な治療に共通する要素」（p.4）

「各章の一覧」（p.7）

第1章　アセスメントプロセスを改善し，
##　　　　リカバリープランを立てる

1a　動機づけ面接を用いよう

「動機づけ面接」（p.11）

1b　ノード・リンク・マッピングを用いよう

「マップの利点」（p.15）

「ノード・リンク・マッピングの3つのタイプ」（p.16）

「リラプス（再発）に関するセッションでのフリーマップの
　例」（p.17）

「情報マップの例（SMART ゴールとは？）」（p.18）

「ガイドマップの例（あなたの強みは？）」（p.19）

「ノード・リンク・マップをアセスメントに用いる」（p.20）

「この章で紹介するアセスメントマップの種類」（p.21）

1c　強みと弱みを書き出そう

「今のわたし」（p.23）

「わたしの強み」（p.24）

「わたしの資源」（p.25）

「わたしにとって大切なもの」（p.26）

「5年後どうなりたいですか？」（p.27）

「回復の経過」（p.28）

1d　目標を設定しよう

「目標設定シート」（p.30）

「目標のまとめ」（p.32）

「リカバリー計画」（p.33）

「目標と経過」（p.34）

1e　変化のためのソーシャルサポートを築こう

「わたしの社会ネットワーク1」（p.36）

マップ一覧 (つづき)

「わたしの社会ネットワーク2」(p.37)
「社会ネットワークマップの例」(p.38)

1f　リスクと問題に対処しよう

「わたしが直面している問題」(p.40)
「問題の要約」(p.41)
「意思決定のバランスシート」(p.42)
「回復の妨げと解決策」(p.43)

第2章　目標の設定，達成，達成したときの報酬

「強化の利用」(p.49)
「目標設定と強化を利用するための2つの可能な戦略」(p.50)
「アルコール・薬物を使用しない行動を詳しく調べる」(p.52)
「アルコール・薬物を使用していないとき」(p.53)
「アルコール・薬物使用行動を詳しく調べる」(p.54)

第3章　ソーシャルサポートを築く

3a　ソーシャルネットワークによるサポート

「リカバリーの助けになる人とそうでない人を分けるポイントは？」(p.59)
「クライアントとの関わり方」(p.61)
「どのように関わる？」(p.62)
「社会ネットワーク・サポート計画」(p.63)

3b　自助グループによるサポート

「ナルコティクス・アノニマス」(p.65)
「12ステップ・フェローシップの有効性」(p.66)
「地域のグループから支援を受ける」(p.67)
「地域のリカバリーグループ情報」(p.68)

第4章　ハームリダクションの情報を提供する

「コカインのさまざまな使用法で起こるリスクを軽減する」(p.73)
「静脈注射」(p.74)

マップ一覧 （つづき）

「オピオイドの解毒：オピオイド離脱症候群」（p.75, p.76）

「メサゾン」（p.77）

「ブプレノルフィン（サボテックス）」（p.78）

「お酒の飲みすぎが原因となる身体の病気」（p.80）

「ナルメフェン（セリンクロ）」（p.81）

「アルコールのハームリダクション」（p.82）

第5章　スキルの習得を支援する

5a　ライフスタイルを変える

「時間管理」（p.85）

「楽しい活動（報酬活動）をすることの利点」（p.86）

「楽しい活動の候補リスト」（p.87, p.88）

「楽しい活動の計画法」（p.89）

「問題解決」（p.90）

「なぜ好きな仕事に就くのか？」（p.91）

「仕事を見つける」（p.92）

「仕事を見つける（2）」（p.93）

5b　アルコール・薬物の使用を避ける

「コミュニケーションの3つのタイプ」（p.95）

「アサーティブを心がける（失礼になることなく）」（p.96）

「アルコール・薬物の誘いを断る練習」（p.97）

「上手な断り方の秘訣」（p.98）

第6章　治療の終了とアフターケア

「リラプスプリベンション計画」（p.101）

「アルコール・薬物使用行動を詳しく調べる」（p.102）

「将来のための計画」（p.103）

「引き金と渇望を理解する」（p.104）

「引き金に対処する」（p.105）

「引き金にどのように対処できるか？」（p.106）

「渇望に対処する」（p.107）

「渇望にどのように対処できるか？」（p.108）

「こんな風に変わりたい」（p.109）

「わたしのリカバリー計画」（p.110）

序章

治療の核となる要素

Core elements of treatment

「リカバリー」の大切さ

- 「リカバリー」という概念は効果的な治療サービスを導く基本原則です。専門的治療介入を計画する際に役立つ基本的な考え方を，以下に示します。
    - 依存症には回復できないかのような強い偏見がついてまわります。しかし，人は必ず回復できます。「希望」は重要なメッセージです。全てのクライアントが少しづつ確実に「希望」を育めるように支援しましょう。
    - 依存症は，社会的な側面も絡んだ複雑な問題です。専門的治療だけで全ての問題を解決することはできません。
    - 専門的治療を求めるのは，自分たちで思い当たる手立てでは対応できないほど，依存症による問題が大きくなったときです。クライアントがコミュニティ[1]に帰属しなおし，主体的に生きていくためには意欲，希望，技術，能力，支援者などを整える必要があります。
    - リカバリーは強固な基盤があって初めて可能になります。まずはアルコール・薬物によるリスクを軽減することが重要かもしれません。
    - リカバリーはコミュニティの力によって起こります。支援者が多いほど，リカバリーは起こりやすくなります。
    - 治療がうまくいけば，クライアントが主体的な人生を取り戻すための力になります。

［訳注］
1) コミュニティ：特定の目的を持たない集団で，メンバーは互いに助け合う。地域社会としばしば訳される。特定の目的のために作られる組織，例えば行政機関，医療福祉機関などと対をなす概念である。

小さなステップでも積み重ねれば，多くのことが達成できる

- 問題のある薬物使用に至るには多くの要因があります。遺伝，幼少期の養育環境，メンタルヘルス，パーソナリティ，ライフイベント（人生における大きな出来事）などです。1つのアプローチではこれら全ては解決しないでしょう。

- アルコール・薬物使用を制御できるよう援助するためのさまざまな心理社会的治療アプローチが開発され，効果を示してきました。例えば，動機づけ面接，自助グループの12ステップ，認知行動療法，随伴性マネジメント，そして社会／家族に対する介入などです。

- これらの介入を決められたとおりに実施することは，実際の現場では難しいとしばしば示されてきました。その理由として，支援の現場が多忙であること，トレーニングやスーパービジョンの機会が限られていることが挙げられます。

- そのため，ここではMoosが記した効果的な治療に共通する要素（詳しくは次のページを参照）を紹介することから始めましょう。また，これらの共通要素を「短時間の面接で行えるまとまり」に分けて提供しやすくするために，ノード・リンク・マッピング（Node-Link Mapping，第1章1bを参照）の方法を用います。

支援，構造，目標指向

- クライアントと治療者間の治療同盟の質は治療効果の改善に関係する
- スーパービジョンを受け，治療に理論的根拠を持つ治療者は良い治療結果をもたらす
- 目標に重点を置き，治療を構造化することは，より良い治療成果をもたらす

報酬と報酬のある活動

- アルコール・薬物を使用せずにいることに対して，治療の中で報酬を与える
- 報酬（やりがいや楽しみなどを含む）に満ちたライフスタイルを考える

効果的な治療に共通する要素

断酒／断薬の規範とロールモデル（お手本となる人）

- 断酒／断薬を目指した規範を受け入れ，断酒／断薬しているロールモデルから学ぶ
- 断酒／断薬をモニタリングし，支援するためにロールモデルを活用する
- アルコール・薬物使用とその結果に関するノーマティブ・フィードバック[2]

自己効力感と対処スキル

- 自己効力感とアルコール・薬物使用の危険が高い状況やストレスに対処する技術を養う＋アルコール・薬物使用の代わりとなる報酬を用意しておく
- 対処スキルと自己効力感を高め，しらふでの活動機会となるグループ／ネットワーク（つながり）の相互作用を利用する
- 個人的な対処法を培うことにより自己効力感を養うように目指す

Moos R(2007) Theory-based ingredients of effective treatments for substance use disorders. *Drug and Alcohol Dependence* 88(2-3) 109-121

［訳注］

2）ノーマティブ・フィードバック（normative feedback）：標準的な，または害の少ない行動様式と本人の行動様式がどれくらい違っているかをフィードバックすること。例えば，本人の飲酒量が同性，同年代の平均的な飲酒量や害の少ない飲酒量上限と比べてどれくらい多いかをフィードバックすることで，自身の問題の大きさへの気づきを促す。

本マニュアルの概要 （p.7 図参照）

- 治療における初期段階の最重要課題はクライアントと治療同盟を結ぶことです。これには，動機づけ面接が推奨されます。本マニュアルのマップを用いた面接の際には，「追従 following」，「ガイド guiding」，「指示 directing」のバランスに注意を払う必要があります［第1章1a］。

- 治療が最も効果的になるのは，構造化され，向かうべき目標が定められているときです。ノード・リンク・マッピングは，治療を構造化するのに役立つ技法であり，このマニュアルの原則にもなっています［第1章1b］。

- ガイド的面接技法を用い，さまざまなところから収集した情報を構造化し，フィードバックする（本人と理解を共有する）ためにノード・リンク・マッピングを用います。治療者はクライアントの強みと弱みの両方を明確にし，クライアントが望む人生の目標に向けて，これを活用することができます［第1章1c］。

- 本マニュアルを用いればクライアントにとって重要な人生の領域において，効果的でSMARTな目標（p.18参照）を設定するために，クライアントと協働できるようになります［第1章1d］。

- クライアントが変わるためのソーシャルサポートを受けられるように支援することで，クライアントは目標を達成しやすくなります［第1章1e］。また，その過程自体が，クライアントにやりがいをもたらしリカバリーへと向かわせます。

- リカバリーを目指した支援体制は，地道で具体的な共同作業の積み重ねで築かれていきます。好ましい変化が起こっているときですら，リスクに対する細心の注意が必要になります［第1章1f］。リスクに関する有用な情報提供が重要です［第4章］。

- 目標を設定すれば，目標達成に対して報酬を与えることが可能になります［第2章］。

- ソーシャルサポートはクライアントの身近な社会的つながり（友人，家族など）や自助グループから得られるかもしれません［第3章］。

- 支援ネットワークの中で好ましいロールモデルとなる人は，アルコール・薬物使用とその結果に関する役に立つフィードバックを提供してくれます。

- 目標に取り組み，ソーシャルサポート体制を作ることによって，自己効力感は高められるでしょう。しかし，効果的ではないコミュニケーションや計画性のなさ，衝動性など，本人のスキル不足が明らかになるかもしれません。ホームワークとフィードバックを用いたスキルトレーニングは，これらのスキル不足へ対処し，さらに自己効力感と主体性を育むことに役立ちます［第5章］。

- クライアントが自信を持ち，人生を変えていくために力づけられていると感じるにつれ，アルコール・薬物に頼らない自立した人生を計画するために，新たに得たスキルとソーシャルサポートを活用するようになります［第6章］。

コラム

再使用と再発

　依存症から回復するために努力を続けてきた人が，なにかのきっかけで依存対象の薬物やアルコールを再使用したとする。そのまま使用を続け，回復への取り組みも中断し，治療以前の状態に戻った場合，これを再発（リラプス，relapse）と呼ぶ。一方，再使用が一時的なもので，回復への取り組みを続ける場合には，これをラプス（lapse＝ちょっとした間違い）と呼ぶ。

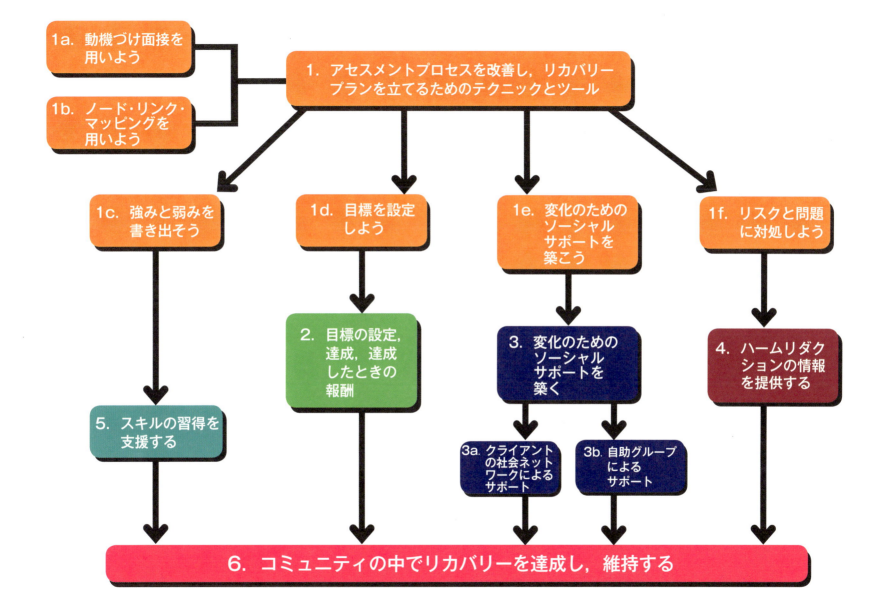

第1章

アセスメントプロセスを改善し，リカバリープランを立てる

Enhancing the assessment process and building a plan for recovery

【本章の構成】

- 1a 動機づけ面接を用いよう
- 1b ノード・リンク・マッピングを用いよう
- 1c 強みと弱みを書き出そう
- 1d 目標を設定しよう
- 1e 変化のためのソーシャルサポートを築こう
- 1f リスクと問題に対処しよう

1a　動機づけ面接を用いよう

- 動機づけ面接は専門的な健康支援のためのよく研究されたコミュニケーションスタイルです。動機づけ面接を用いることで，クライアントが自身の行動を変えるための努力をサポートできます。

- クライアントが依存症治療につながるときは，たいてい，ある程度の両価性（ある事柄に対して相反する感情を同時に持つこと：例えば，飲酒に対して，そのまま続けたい思いと，そのままではいけないという思いの両方）を持っているものです。動機づけ面接は彼らの変化を求める理由や内発的動機を引きだしながら，この両価性について探り，解決することに焦点を当てます[1]（p.44 参照）。

- 主な課題は，「今していること」と「どのようになりたいか」との間の違いに気がつけるようにクライアントを助けることです。この2つのギャップについての気づきは，クライアントが変化へ向かうのに役立ちます。

- これは，クライアントに何をすべきかを伝えることや専門家の意見を伝えることでは，達成されません。治療者はクライアントから自己動機づけ発言（自ら変わりたいという主旨の発言）を引き出すことをめざし，変化に向かうプロセスを構築する一部として，それをクライアントへフィードバックします。

- これらのセッションの主要な目的は，クライアントの「変わることができる」という信念を養うことです。多くのケースで，治療者の直接的な指示がなくても，この信念がクライアントのより良い行動を導きます。

[参考]

Miller W & Rollnick S (2002) *Motivational Interviewing: Preparing People for Change*. New York: The Guilford Press
Rollnick S, Miller W & Butler C (2008) *Motivational Interviewing in Health Care: Helping Patients Change Behavior*. New York: The Guilford Press

動機づけ面接

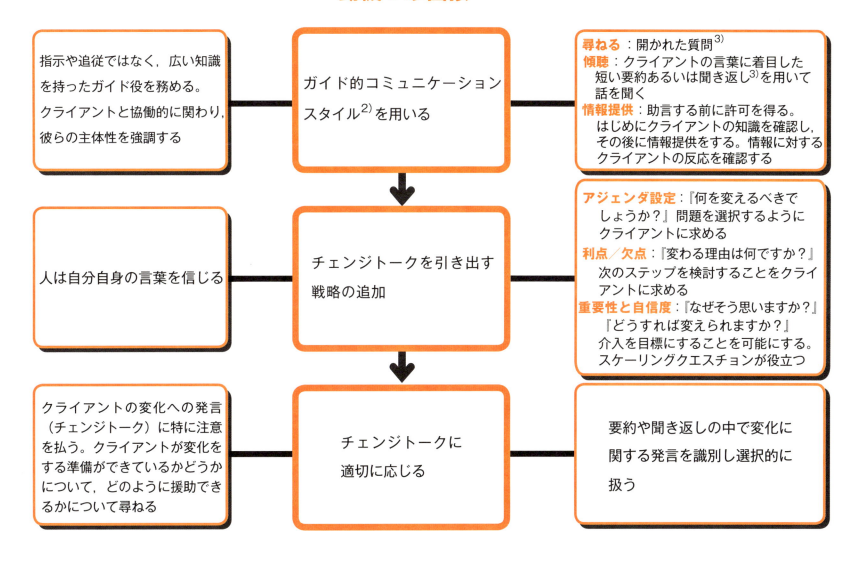

1b　ノード・リンク・マッピングを用いよう

ノード・リンク・マッピングとは

- ノード・リンク・マッピングは，情報を整理して図示するためのシンプルな方法です。マッピングを用いることによって，本人と支援者の間の相互作用が促進されることが証明されています。

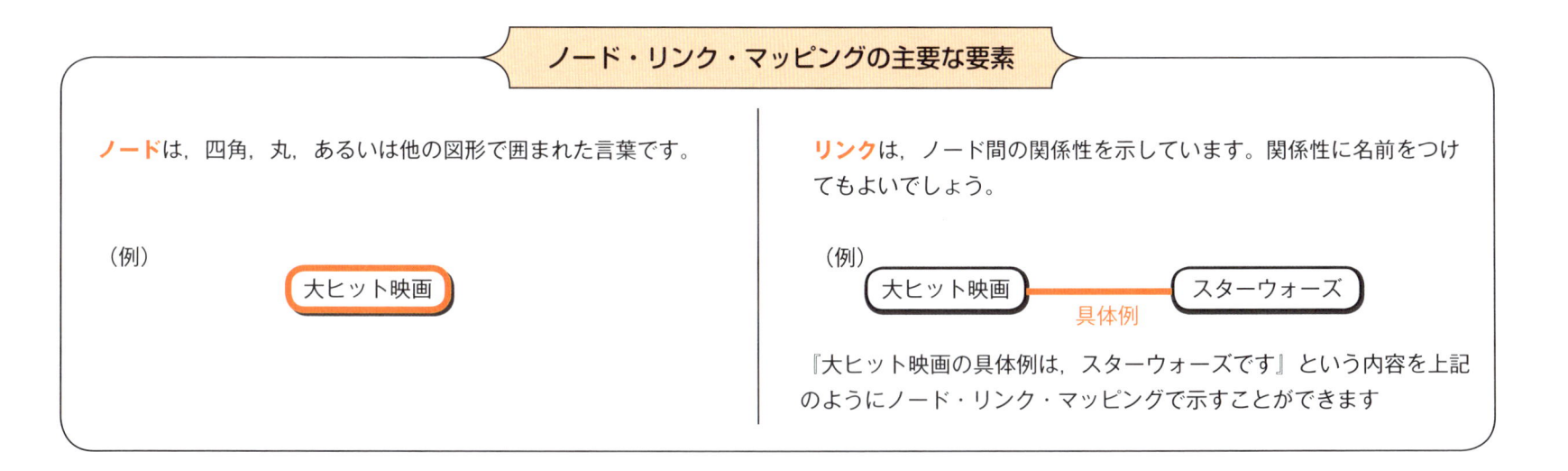

［参考］
Dansereau DF & Simpson DD (2009) A Picture is Worth a Thousand Words: The Case for Graphic Representations. *Professional Psychology: Research & Practice.* 40(1): 104-110
Dansereau DF, Dees SM, Greener JM & Simpson DD (1995) Node-Link Mapping and the Evaluation of Drug Abuse Counselling Sessions. *Psychology of Addictive Behaviors.* 9(3): 195-203

- もともとは，長くて退屈な大学の講義の間，学生がノートをうまく取るためのツールとして研究されました。
- 情報を視覚的に表すことで，物事をより良く理解し，重要なアイデアを必要なときに思い出すことができます。このことは次の古い格言に要約されます：「一枚の絵は千の言葉に匹敵する」（a picture is worth a thousand words）。日本語でいうなら，「百聞は一見にしかず」。
- ノード・リンク・マッピングを用いて，情報を整理することで，治療技法にかかわらず，クライアントとの関係性をよりよいものにすることができます。

キーワークのツールとしてのマッピング（その1）

- 効果的なカウンセリングは以下の4つの重要な要素を持っていることが，研究や臨床経験から示唆されています。

1. コミュニケーション：

依存症におけるキーワーク（リカバリー計画を立てるための面接）は，問題解決の練習としてとらえることができます。そのため，本人の依存症問題を明確にし，支援者と本人で共有することがコミュニケーション促進のために重要です。マップは，問題を明確に視覚化します。また，マップを用いれば，単に口頭で話したり文章で書いて伝える従来の方法に比べて言葉による混乱が少なくなります。ノード・リンク・マッピングは，教育水準が高くないクライアントや，治療者とは異なる文化的背景を持つクライアントにとって特に有用であることが示されています。マッピングはまた，クライアントが自身のコミュニケーション能力を高く感じられるので，自信や自尊感情を強めます。

2. 焦点化：

マッピングは，情報をわかりやすく整理し，簡単にまとめることで，回復のための話し合いを導き焦点化していくのに役立ちます。マップはキーワーカー[4]（支援者，p.45参照）とクライアントの焦点や注意を維持するのに役立つことが，わかっています。また，マッピングは，集中力や注意に問題を持つクライアントにとって有用であることが示されています。

3. アイデアを生み出す：

問題を解決するために，キーワークのセッションでは，多くの領域を取り扱う必要があるかもしれません。ノード・リンク・マッピン

グを活用すればアイデアを生み出しやすくなり，さらに，何がクライアントの行動に影響しているかや次に何が起こりそうかについて彼らに考えてもらうことで，クライアントの論理的な思考を促すことができます。このことは，キーワーカーやクライアントが細かいところまで覚えておくことが難しい場合，あるいは新たなアプローチを必要としているときに役立ちます。

4．記憶：

クライアントがセッションの内容をどの程度覚えているかによって，キーワークの有効性はある程度決められます。ノード・リンク・マッピングは，教育と医療の両方の現場において，情報を思い出すのに役立つことがわかっています。

キーワークのツールとしてのマッピング（その2）

- マッピングによって強化されたキーワークセッションやクライアントとキーワーカーとの対話を見れば，この技術がクライアントとキーワーカー間の協働を強めることがわかります。これは，クライアント自身を問題として議論するのではなく，治療上の問題の図に焦点を当てることによって可能となります。視線を合わせ続けることに不快感を持つクライアントでも，ノード・リンク・マッピングを用いれば，視線を合わせずに図を見ながら進めることができるため，不安を減らすことができます。

- セッション中に作成されたマップは，リマインダーとして，またはセッション間の練習・宿題用に，クライアントに渡して活用してもらうことができます。マップは，同じものを繰り返し使うことで変化と回復の進み具合を評価することができます。また，支援者がスーパービジョンを受ける際にも役立ちます。

- しかし，マッピングは，使いすぎれば，セッションの進み具合を遅らせ，治療的な信頼関係を時として台無しにしてしまうかもしれません。したがって，キーワーカーが自分のスタイルとクライアントのニーズとの両方に合うようにマップの使用を工夫することが重要です。

- 次に示すマップはノード・リンク・マッピングの利点を要約しています。

マップの利点

```
┌─────────────────────────┐   ┌─────────────────────┐   ┌─────────────────────┐
│ 問題や解決法を探るための作業    │   │ 治療関係が良くなる      │   │ 目の前のテーマに焦点化できる │
│ スペースとして使える         │   │                     │   │                     │
└─────────────────────────┘   └─────────────────────┘   └─────────────────────┘

┌─────────────────────────┐        ┌──────────────┐       ┌─────────────────────┐
│ より明確でシステマティックな   │ ←──  │  マップの利点  │ ──→ │ これまでに話し合ったことを │
│ 思考の訓練になる           │        └──────────────┘      │ 簡単に参照できるようになる │
└─────────────────────────┘                                └─────────────────────┘

┌─────────────────────────┐   ┌─────────────────────┐   ┌─────────────────────┐
│ 支援者とクライアントの記憶の  │   │ 新しいアイデアを思いつきやすく │   │ スーパービジョンを受ける際の │
│ 補助として使える           │   │ なり，行き詰まらない    │   │ 資料として使える      │
└─────────────────────────┘   └─────────────────────┘   └─────────────────────┘
```

ノード・リンク・マッピングの 3 つのタイプ

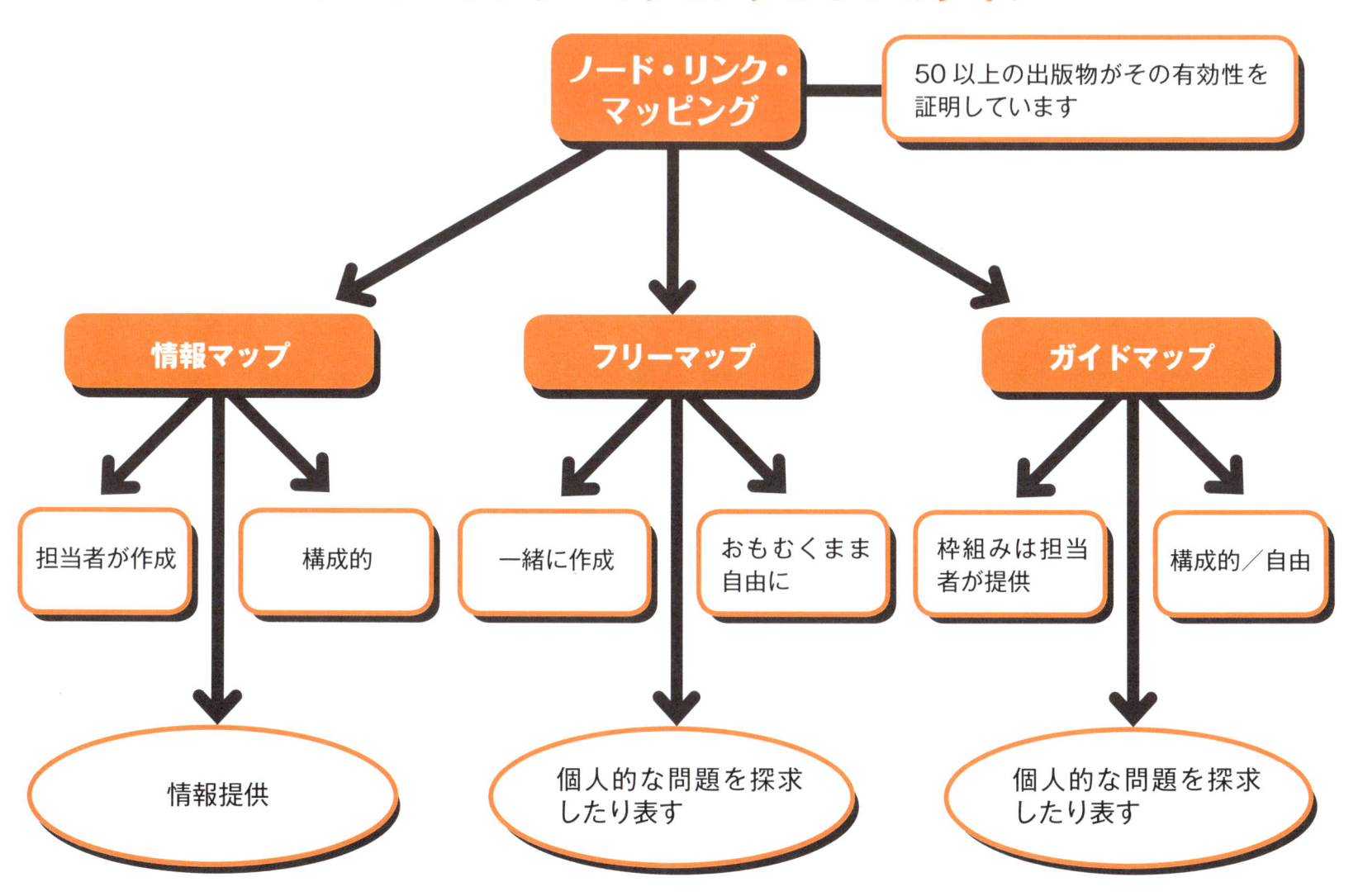

リラプス（再発）に関するセッションでのフリーマップの例

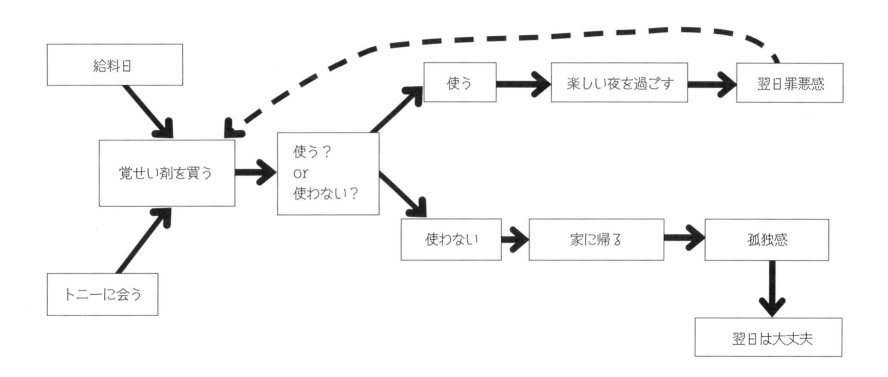

情報マップの例

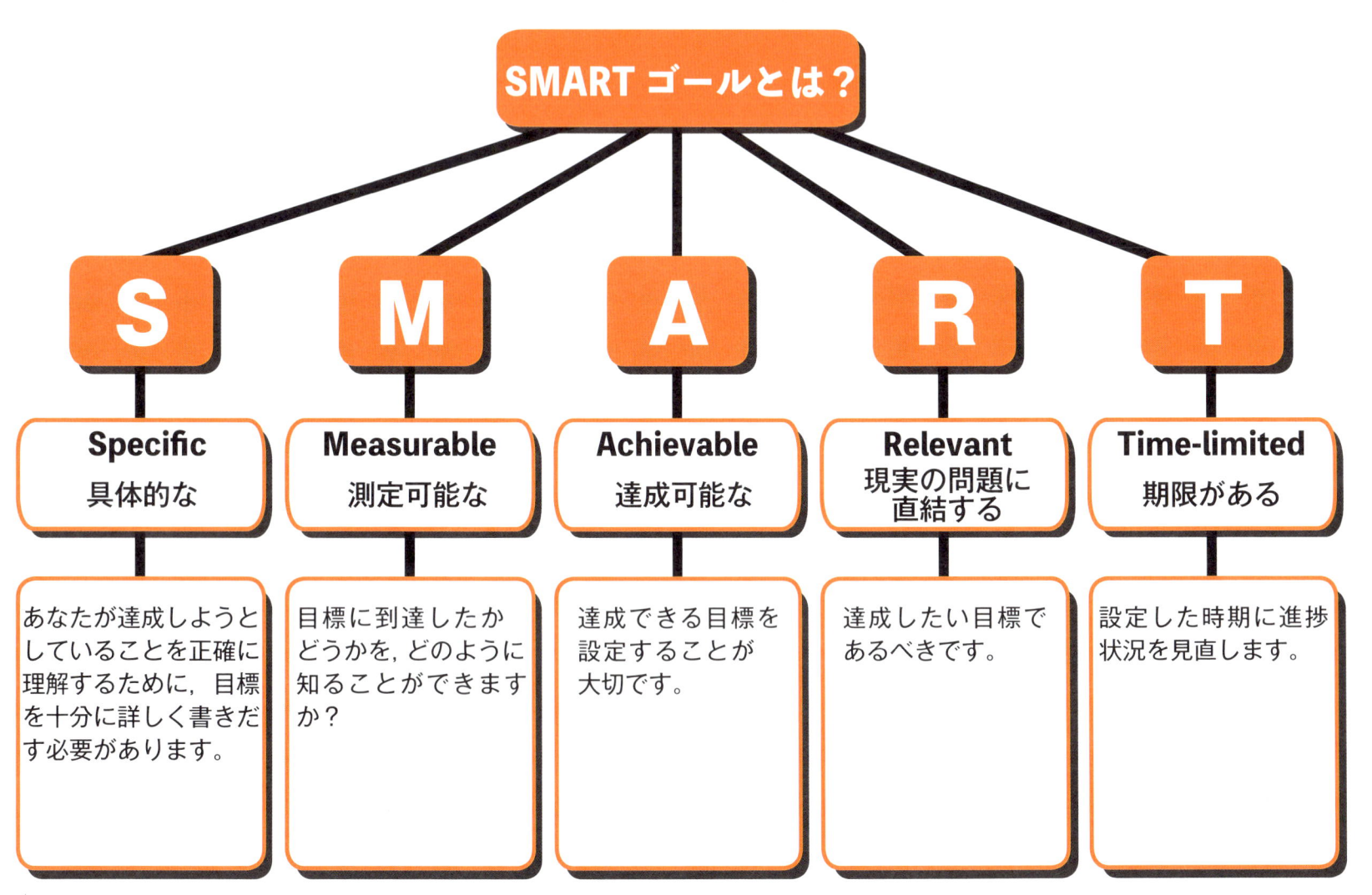

SMART ゴールとは？

S
Specific
具体的な

あなたが達成しようとしていることを正確に理解するために，目標を十分に詳しく書きだす必要があります。

M
Measurable
測定可能な

目標に到達したかどうかを，どのように知ることができますか？

A
Achievable
達成可能な

達成できる目標を設定することが大切です。

R
Relevant
現実の問題に直結する

達成したい目標であるべきです。

T
Time-limited
期限がある

設定した時期に進捗状況を見直します。

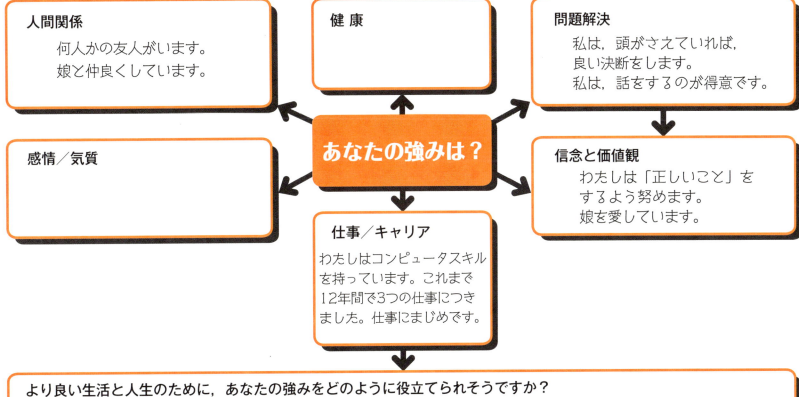

ノード・リンク・マップをアセスメントに用いる

フリーマップ

アセスメントのどの要素も強調することができます。

例）時系列・生活史

マッピングとそれを用いたアセスメント

ガイドマップ

強み・弱みを強調し，要素を構造化するために有用です。

例）わたしの強み(p.24)

あるいは，フィードバックするための情報を構造化する助けになります。

例）回復の経過(p.28)

情報マップ

難しい決定を助ける情報の要約や治療方針の要素を強調するのに有用です。

例）ハームリダクションマップ，処方マップ，治療メニュー

すべてのマップには下部にあなたの名前とクライアントの名前，日付を記すようデザインされています。併せて，マップとそれを用いた話し合いがどれほど有用であったかをクライアントに評価してもらうためのスケールを付けており，フィードバックとして役立ちます。

このシートはどのくらい役に立ちましたか？
1 2 3 4 5 6 7 8 9 10

氏名：

面接者：

記入日：　　年　　月　　日

この章で紹介するアセスメントマップの種類

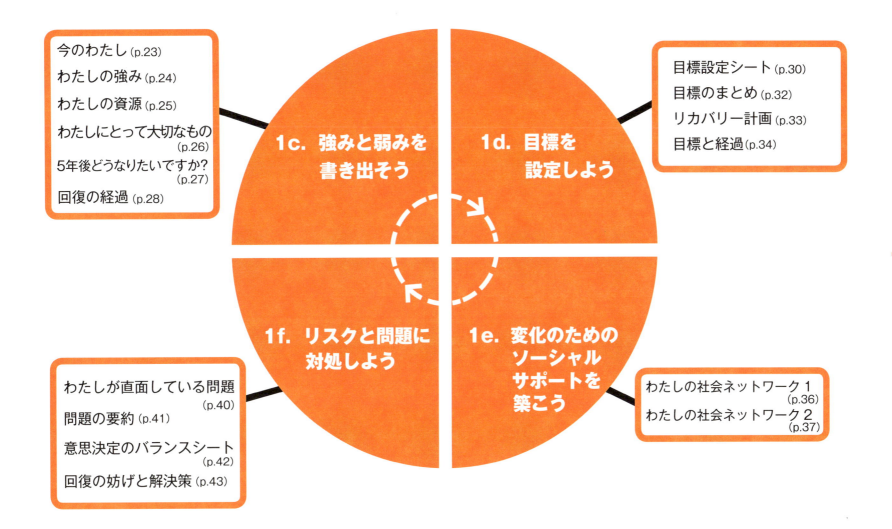

1c　強みと弱みを書き出そう

　アセスメントではしばしば，クライアントの生活の否定的側面に焦点を当てられがちです。しかし，アセスメントプロセスを構造化することで「回復の資源」に関する話し合いの質を最大限に高め，クライアントが独自のリカバリー計画を立てることを促すことができます。
　このセッションのマップは，（否定的側面だけでなく）強みと弱みの両方に関する話し合いを容易にするという利点があります。

- 「今のわたし」（p.23）というマップは，薬物やアルコール問題を過度に強調することなしに現在の状況について，クライアントと話し合いを始めるのに有用な方法です。
- 「わたしの強み」（p.24）や「わたしの資源」（p.25）は，クライアントの回復の資源がどれだけあるかを調べます。
- 「わたしにとって大切なもの」（p.26）のマップもまた，希望や願望についてクライアントが語るのに役立ちます。右下の空欄に「アルコール・薬物」と書き加えることで，支援者は，他の事柄と比較してアルコール・薬物使用の重要性を想像することができます。
- 「5年後どうなりたいですか？」（p.27）は，チェンジトークを引き出しながら，クライアントが将来的な目標を設定することを助けます。
- 「回復の経過」（p.28）マップは，初回ミーティングやケースレビューの前に，クライアントのケースノート（カルテ）から情報収集して完成させることができます。生活史の要約は，クライアントにわかってもらえたと感じさせ，またケースの情報を明確化させたり間違いを直したりする良い機会となります。

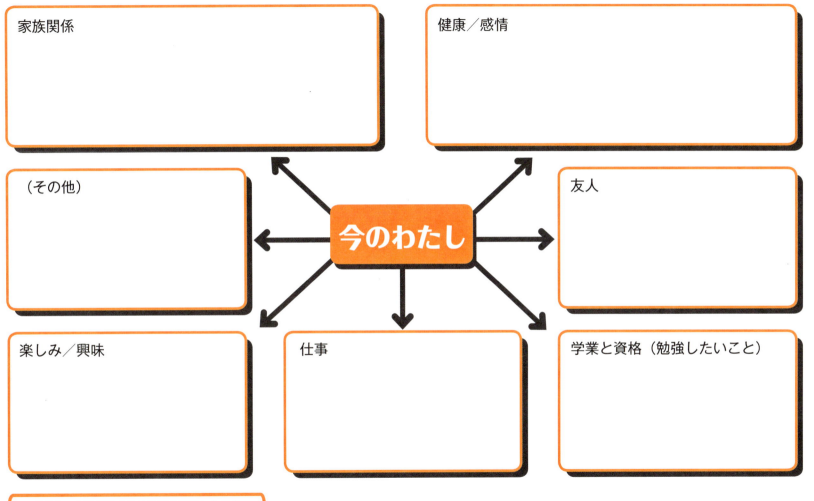

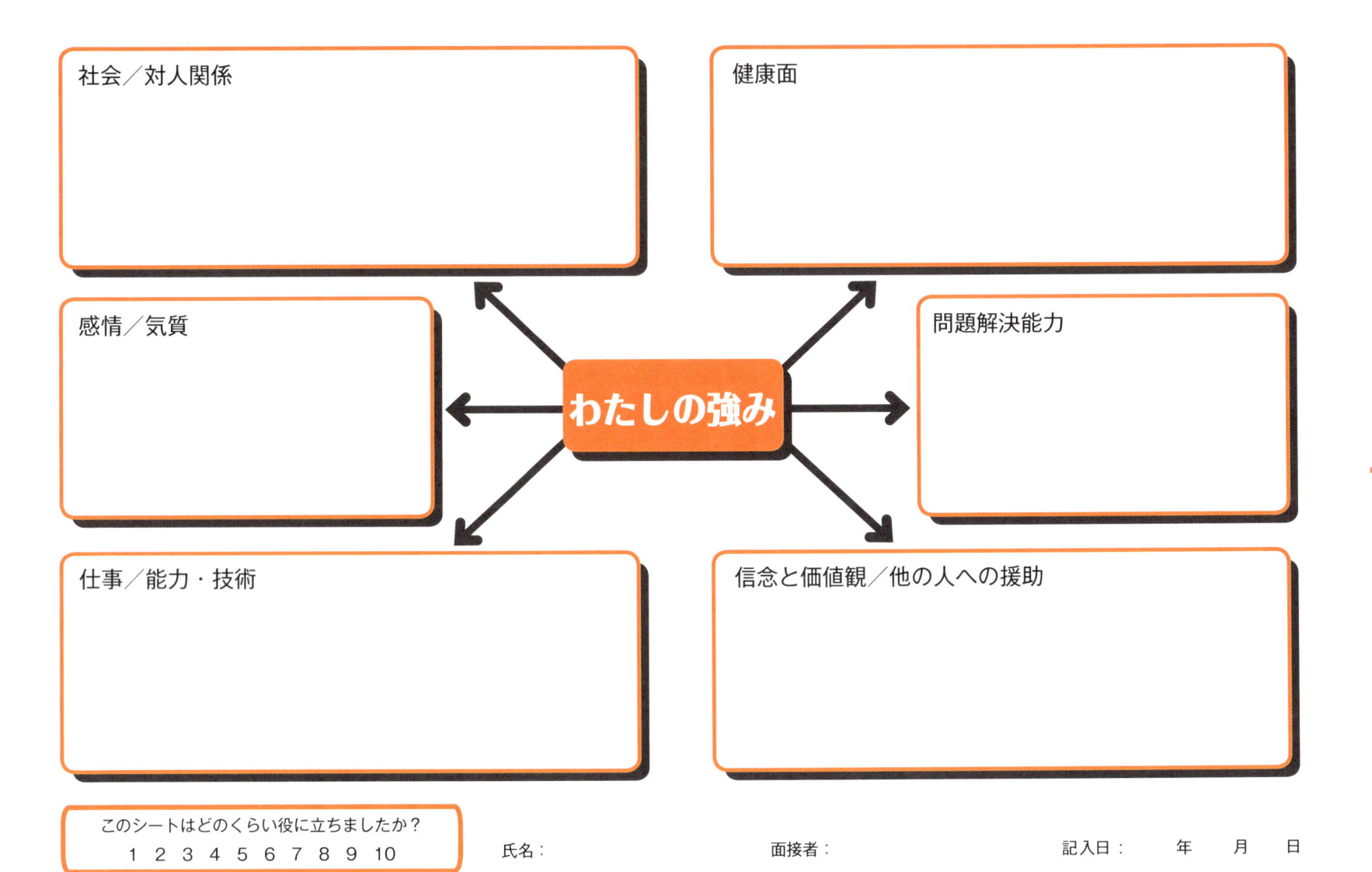

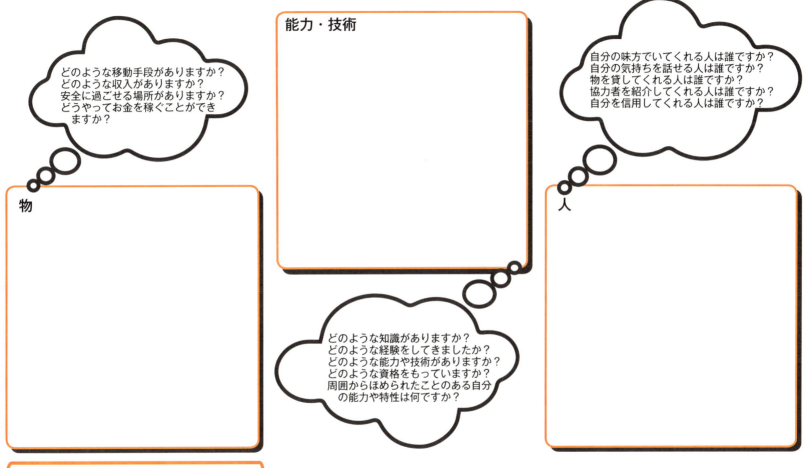

人	物

わたしにとって大切なもの

活動	感じ方／感情

場所	

このシートはどのくらい役に立ちましたか？
1　2　3　4　5　6　7　8　9　10

氏名：　　　　　　　面接者：　　　　　　　記入日：　　年　　月　　日

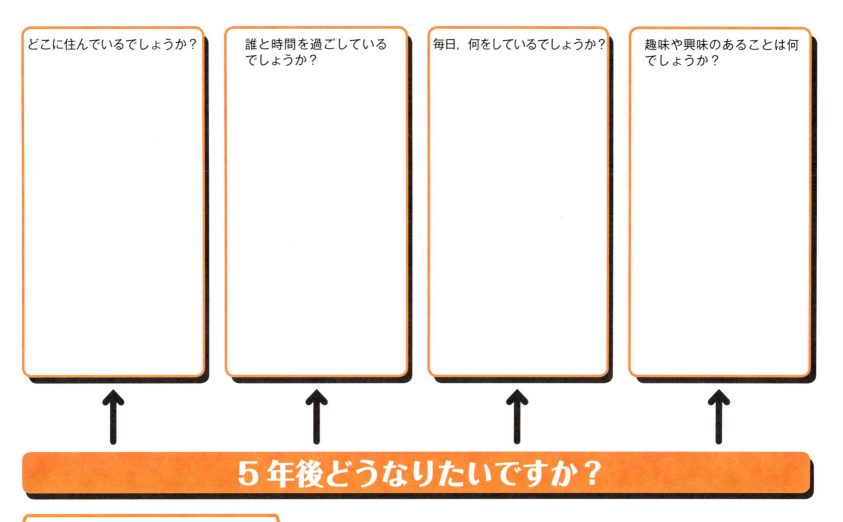

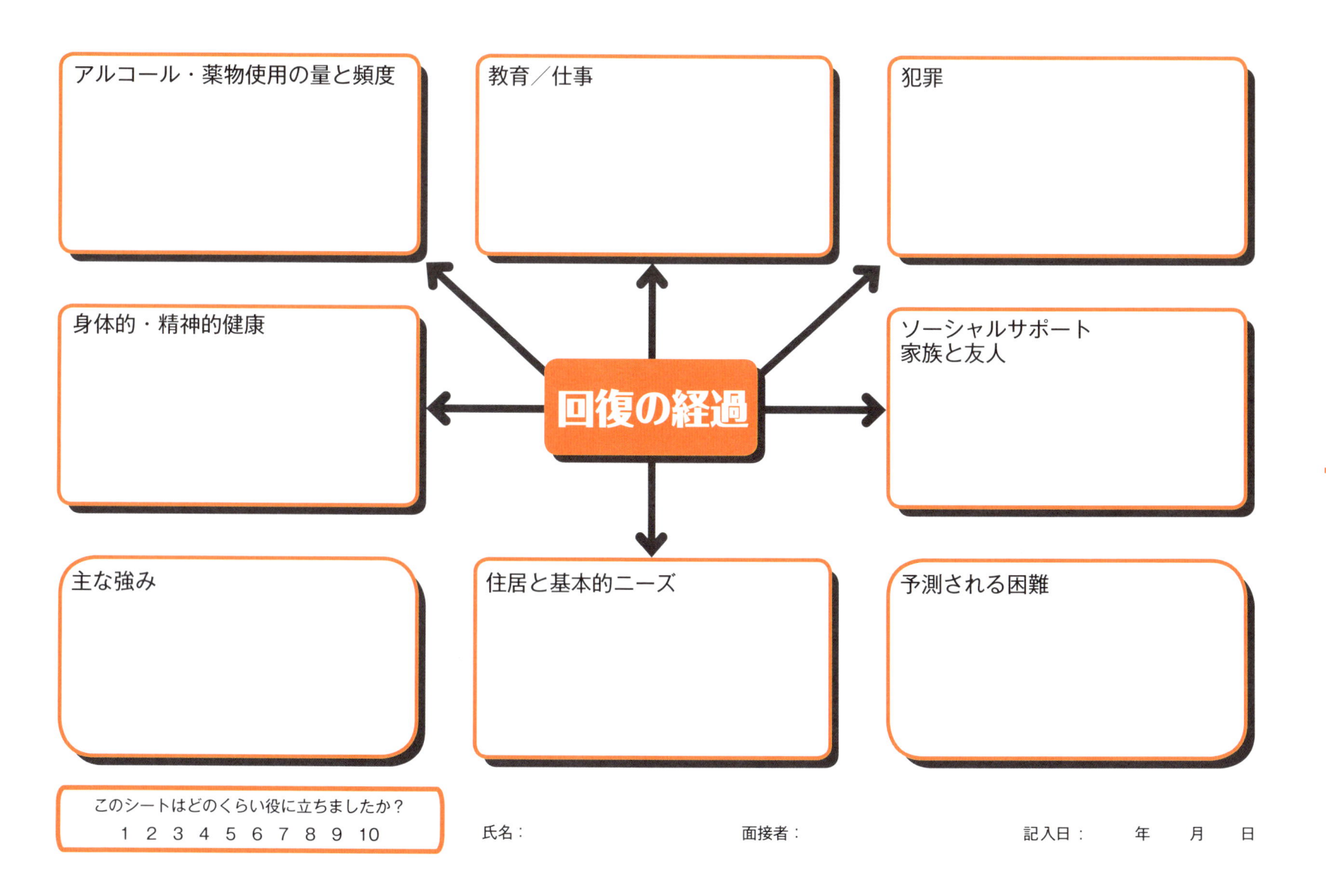

1d　目標を設定しよう

　SMART ゴール（p.18 参照）を設定することは治療上重要です。この部分で紹介するマップはコミュニティ強化アプローチ（CRA：community reinforcement approach）[5]（p.45 参照）をベースにしており，第 2 章に詳細が示されています。

目標設定シートの使い方

ステップ 1：クライアントに一番左の列のリスト（問題領域）について尋ね，1〜10 の間で評価してもらい「目標設定シート」（p.30）を完成させます。「1」が最も悪く，「10」が最も良いと説明します。

ステップ 2：問題領域のそれぞれについて，クライアントにとっての点数の意味を話し合います。例えば，もし彼らが「お金」の領域に 3 をつけたとすれば，どうすれば点数が 5 になるでしょうか？ クライアントがつけた点数の意味についてより深く理解できるように努めます。

ステップ 3：治療で優先的に取り組む上位 3 つの領域を特定します。これらは，最も低い点数がついた 3 つの領域になるかもしれませんが，いつもそうとは限りません。先に，中程度の点数がついた問題に取り組むことで，早期の成功の可能性が高まり，クライアントの自信が高まるかもしれません。

ステップ 4：上位 3 つの領域についての「目標のまとめ」（p.32）を完成させます。この要約を用いて，3 つの領域に取り組むための「治療目標」や「どのくらいの期間取り組んでみるか」を設定します。

ステップ 5：クライアントがそれぞれの目標をより詳細に検討するため，「リカバリー計画」（p.33）を活用しましょう。これにより，各目標を，小さく達成可能なステップに分解し，利用できるサポートや起こりうる問題について要約することができます。

目標設定シート

問題領域	満足度 10点満点	どのようなことが変わればスコアが2点上がりますか？	優先順位
身体と精神の健康			
社会生活と 友人関係			
夫婦／家族関係			
住居問題			
仕事または就学			
金銭問題			
運動			
法的問題			
薬物や アルコール使用			

このシートはどのくらい役に立ちましたか？
1 2 3 4 5 6 7 8 9 10

氏名：　　　　　　　　面接者：　　　　　　　　記入日：　　年　　月　　日

目標設定シートの評価

1　2　3　4　5　6　7　8　9　10

これ以上悪くならないほど悪い状態

これ以上よくならないほど良い状態

目標設定シートの各領域に，どのくらい幸せを感じているかを1～10のスコアをつけてください。

1＝最も悪い
5＝不幸せでも幸せでもない
10＝最も良い

(adapted from the Happiness Scale. Copyright 1995. Used with permission from the authors, Robert Meyers, Ph.D., and Jane Ellen Smith, Ph.D.)

目標のまとめ

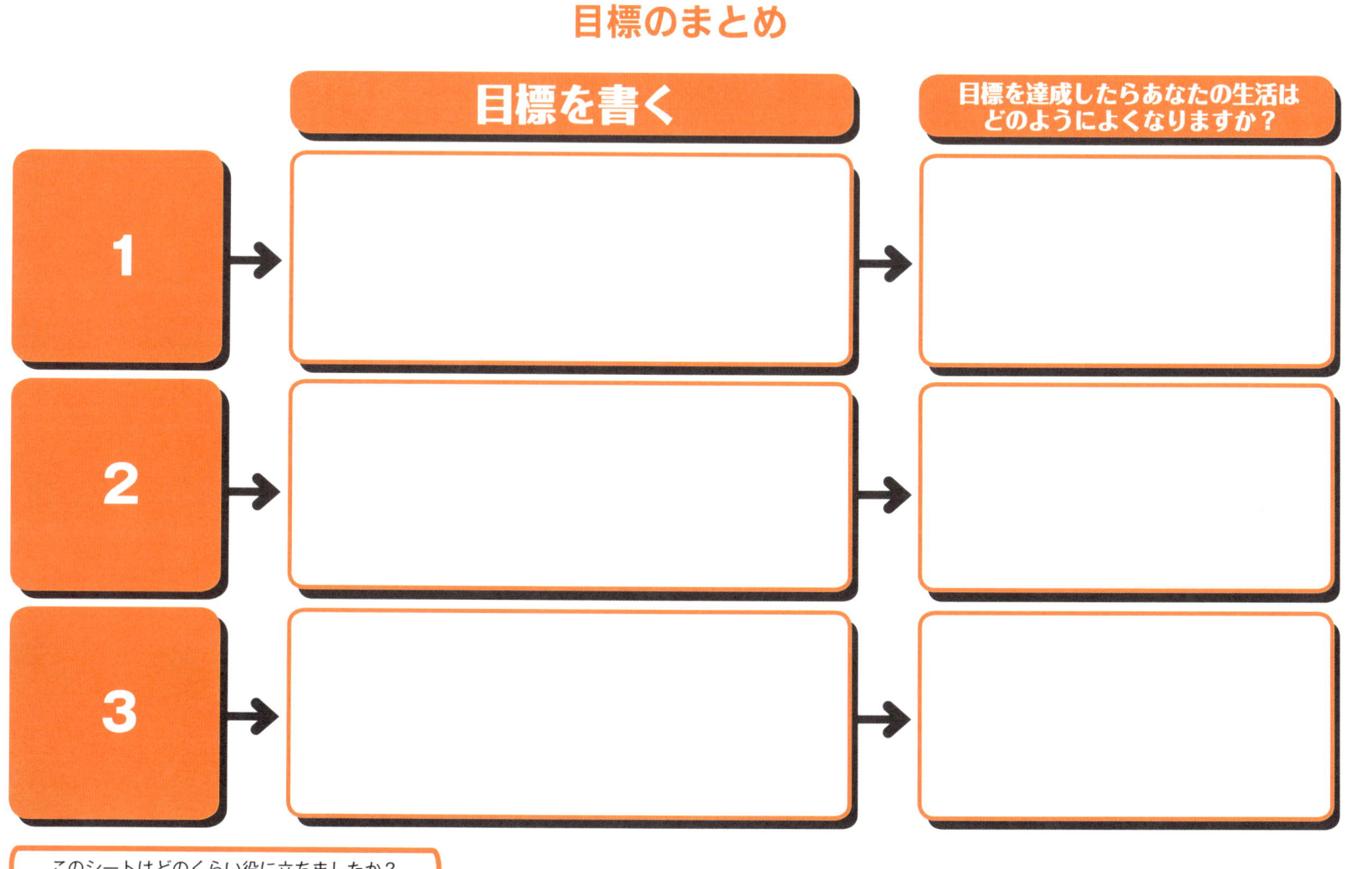

目標を書く

目標を達成したらあなたの生活はどのようによくなりますか？

1

2

3

このシートはどのくらい役に立ちましたか？
1 2 3 4 5 6 7 8 9 10

氏名：　　　　　面接者：　　　　　記入日：　　年　　月　　日

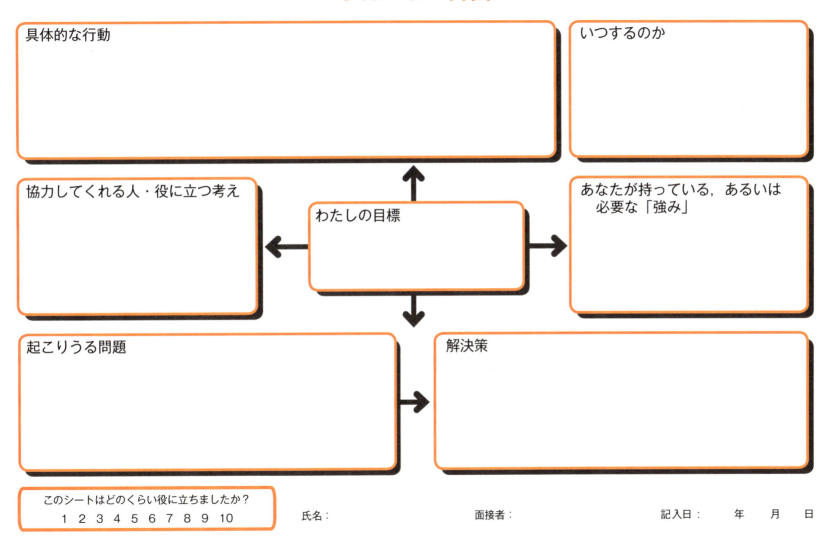

目標と経過

わたしの目標 →	目標達成に向けた経過 →	（目標達成のために）やり残していることは何ですか？　助けてくれる人は誰ですか？

このシートはどのくらい役に立ちましたか？
1 2 3 4 5 6 7 8 9 10

氏名：　　　　　　面接者：　　　　　　記入日：　　年　　月　　日

1e　変化のためのソーシャルサポートを築こう

　変化のためのソーシャルサポートを構築することで，クライアントのリカバリー資源が向上するだけでなく，フォーマルな治療環境以外でもクライアントが変わるための努力を維持するのに役立ちます。これには，2つの戦略があります：

① クライアントが日常的につながっている社会ネットワーク，つまり家族，友人，同僚，仲間などからのソーシャルサポートを明らかにする。「わたしの社会ネットワーク」（p.36～37）マップを描くことによりネットワークをよく調べることは，第一段階として有用です（次のページ以降に掲載したガイドマップとフリーマップを参照してください）。

② 12ステップグループ，あるいはリカバリーグループなどの自助グループとつながること（第3章で説明します）。

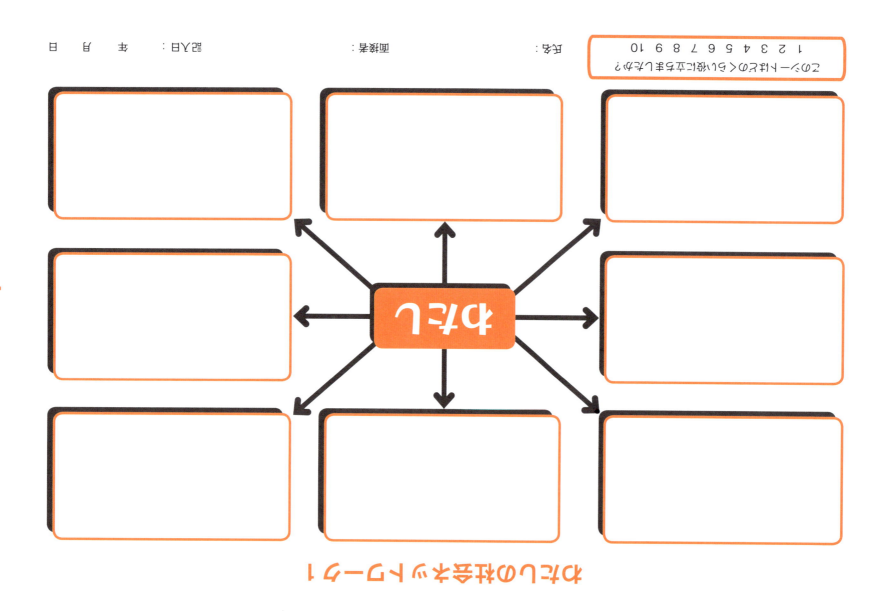

わたしの社会ネットワーク2

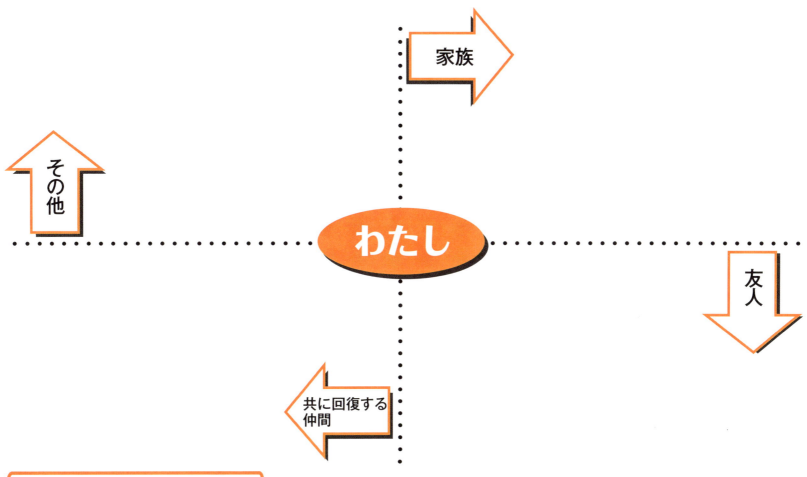

このシートはどのくらい役に立ちましたか？
1 2 3 4 5 6 7 8 9 10

氏名：　　　　　面接者：　　　　　記入日：　　年　　月　　日

社会ネットワークマップの例

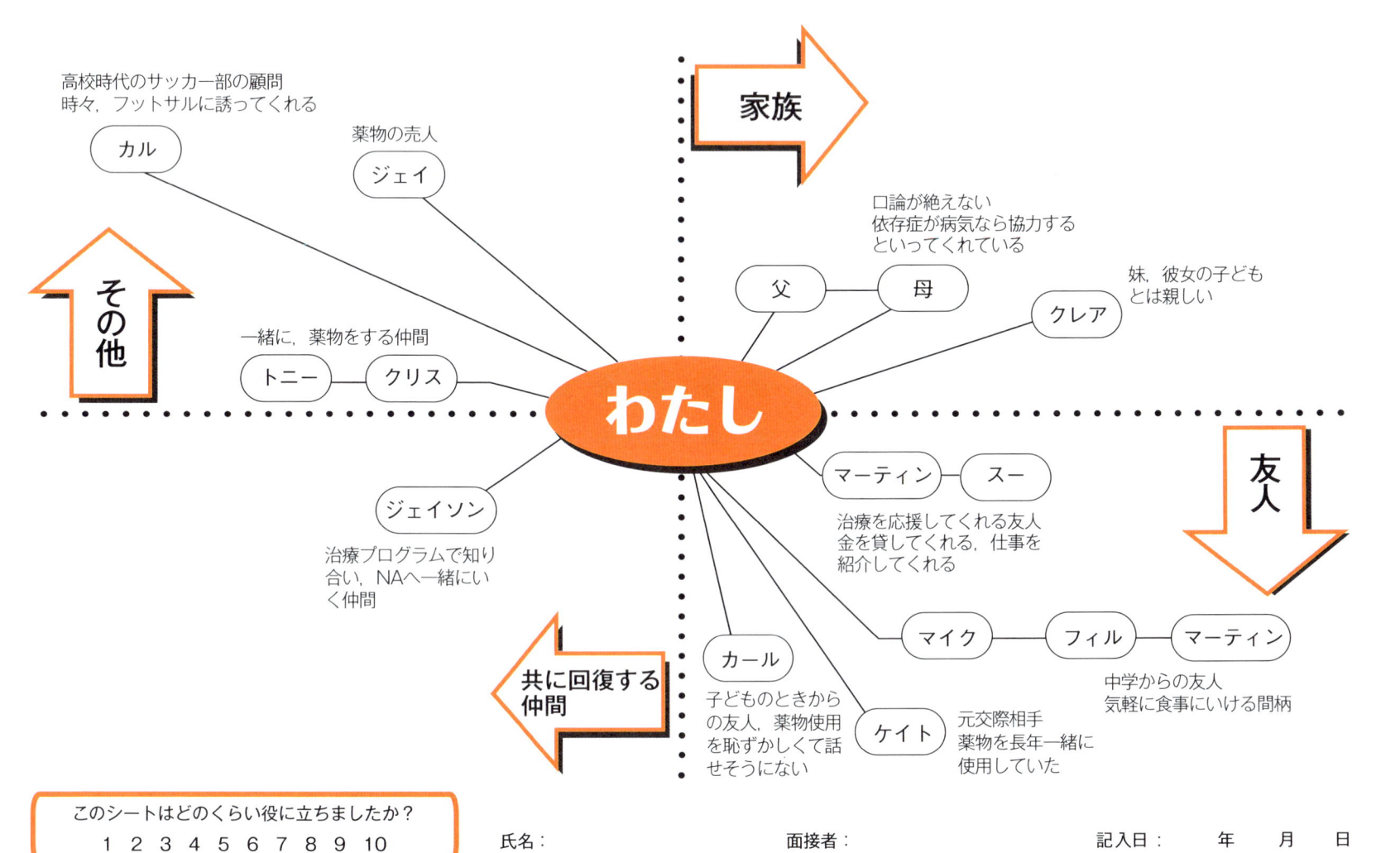

1f　リスクと問題に対処しよう

- リスクと問題は，通常，標準的なアセスメントやケースレビューの資料でも十分に取り扱われます。第4章では，ハームリダクションに関する情報を取り扱います。

- 解決志向のリカバリー計画を用いれば，問題を克服すべき課題として位置づけることができ，また，クライアントが，自身が変化することや問題に取り組むことに対して抱いている両価性の両側面を引き出すことができます。

- 「わたしが直面している問題」(p.40) と「問題の要約」(p.41) マップでは，動機づけ面接のスタイルで問題の詳細を収集し，クライアントの懸念を彼ら自身の言葉で明らかにします。

- 両価性（アンビバレンス）を探り，チェンジトークを引き出す別の方法として「意思決定のバランスシート」(p.42) があります。

- 「回復の妨げと解決策」(p.43) は，解決志向アプローチを採用しています。これにより，さらなる治療セッションに参加するのに現実的な妨げとなるものを特定したり，可能な場合には克服することが確実になります。

わたしが直面している問題

これが問題だと思う理由は？

アルコール・薬物を使用することで，どのような困難を感じましたか？

アルコール・薬物使用

あなたのアルコール・薬物使用によって，あなたや他の人は，どのような害を被ってきましたか？

あなたのアルコール・薬物使用は，あなたがしたいことをどのくらい妨げましたか？

このシートはどのくらい役に立ちましたか？
1 2 3 4 5 6 7 8 9 10

氏名：

面接者：

記入日：　　　年　　月　　日

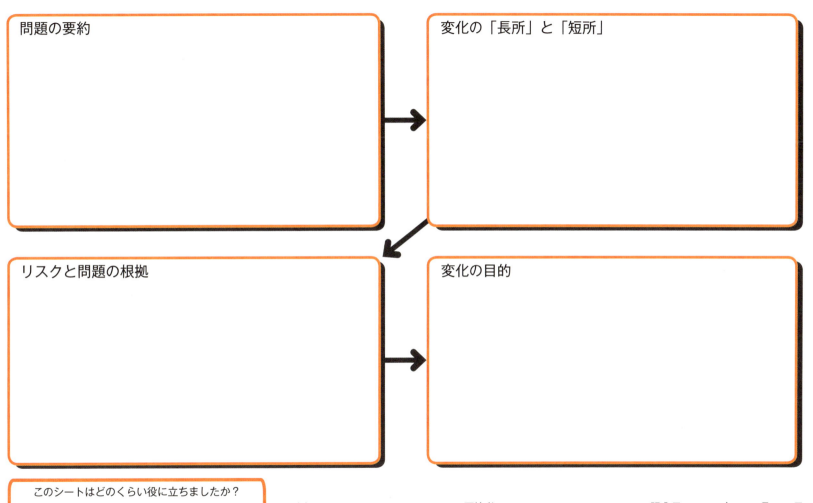

意思決定のバランスシート

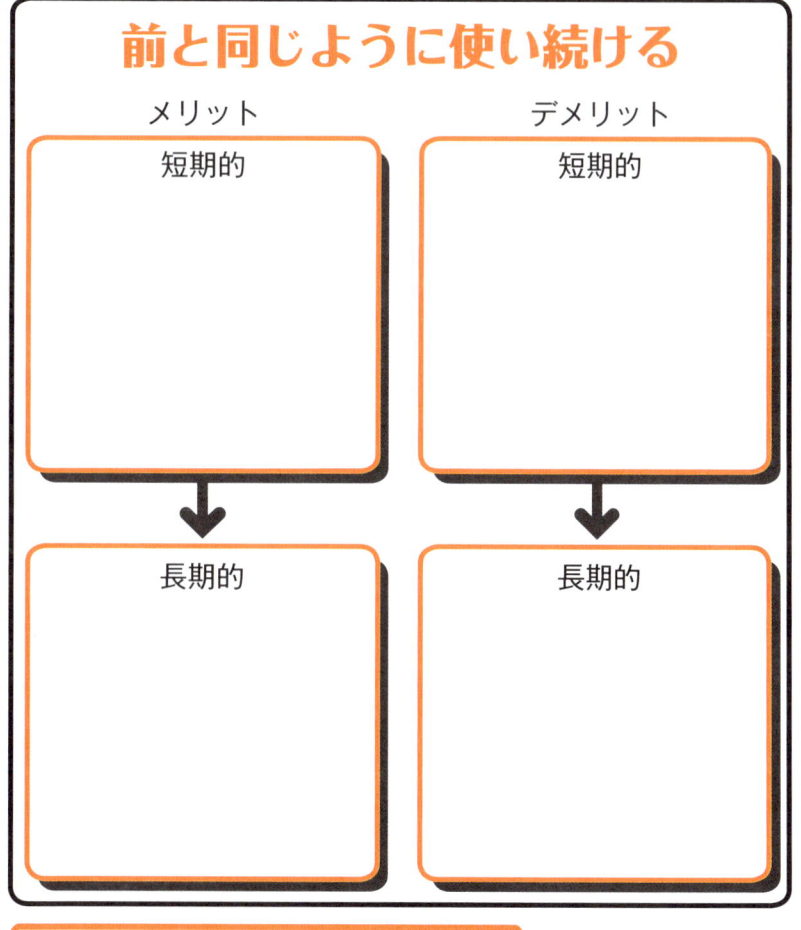

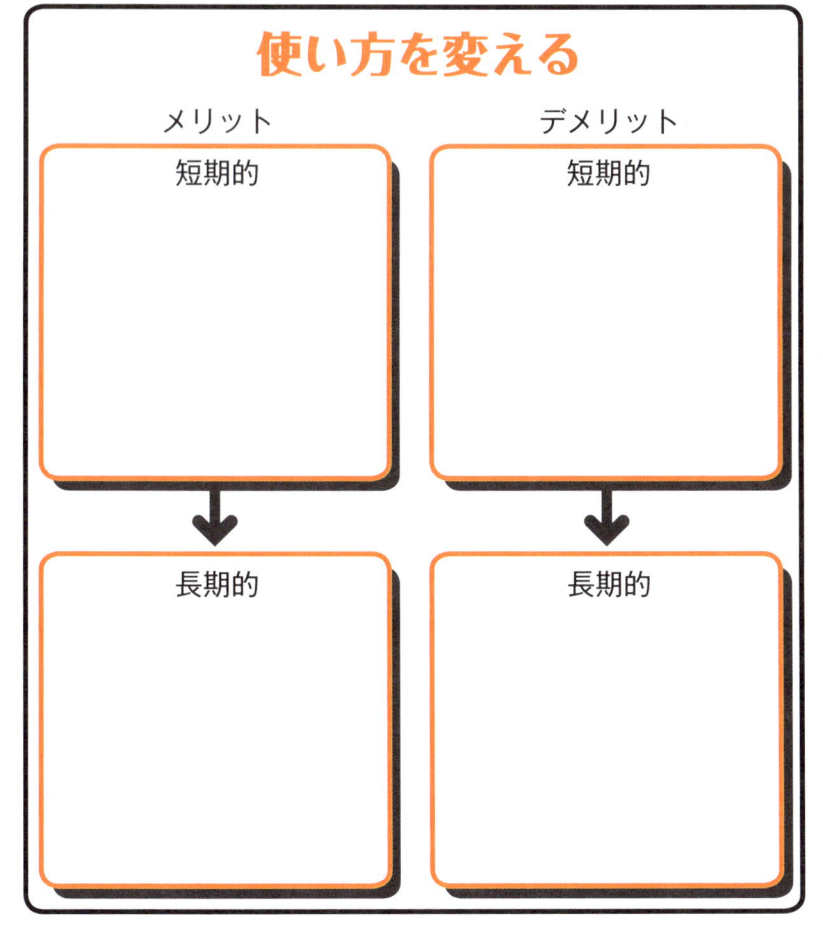

前と同じように使い続ける

メリット | デメリット

短期的

短期的

長期的

長期的

使い方を変える

メリット | デメリット

短期的

短期的

長期的

長期的

このシートはどのくらい役に立ちましたか？
1 2 3 4 5 6 7 8 9 10

氏名：　　　　　　面接者：　　　　　　記入日：　　年　　月　　日

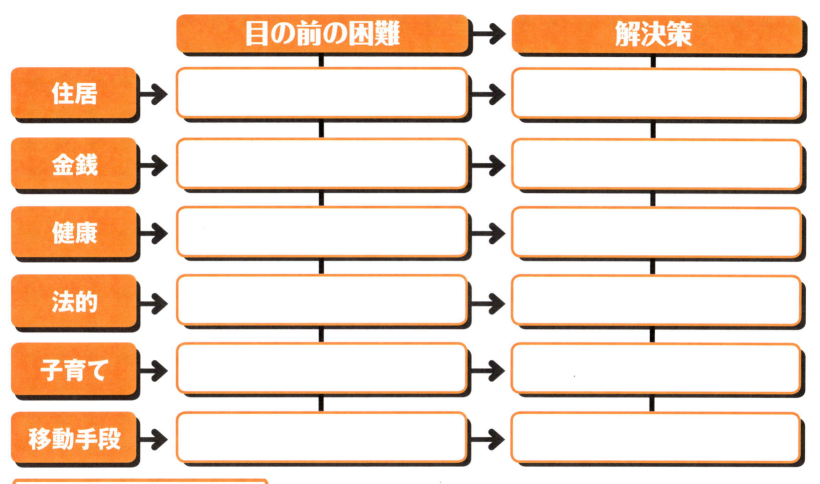

［訳注］

1) 両価性について知っておくことの大切さ：変わるべき理由も今のままでいるべき理由も両方わかっていて，変わりたい気持ちと同時に今のままでいたいというのは人間としてのあたりまえの体験で，変化の途上におけるひとつの段階である。

あることについて二通りの考えを持っている人に一方の側に賛成する意見を出せば，反対側について防衛に回る可能性が高くなる。こうした反応は時として「否認」「抵抗」または「反抗的な患者」というレッテルを貼られるが，病的なものではなく，正常な反応である。支援者はこのことを踏まえたうえで，両価性の一方に肩入れすることなく，クライアント自身が自らの中にある両価性に気づくよう導き，変化へと向かうように方向づけることが求められる。

2) ガイド的コミュニケーション：動機づけ面接ではコミュニケーション様式を，指示的・ガイド的・追従的なものに分けている。指示スタイルには，医療者とクライアントの間には指示する側とされる側という役割を生じさせる。一方で追従スタイルは，クライアントの言わんとしていることに関心を持ち理解に努めるために，ただそばにいるだけの同伴者として耳を傾ける存在となる。動機づけ面接のスタイルは指示のスタイルと追従のスタイルの中間地点にあり，それぞれの側面をいくらか取り入れたガイド的なスタイルであるとされている。つまり，聞き上手であり，必要なところでは専門知識を提供しながら，協働的なコミュニケーション様式である。

3) 動機づけ面接に用いられるテクニックについて：

開かれた質問：答える前に少し考えるよう求め，答え方に幅広い自由度を持たせるもの。たとえば，「今日はどんなことでいらっしゃいましたか？」のような質問である。反対に「最後に飲酒したのはいつですか？」など，答えの選択肢を制限したり方向性を指定するような質問を閉じた質問と呼び，多用すると形式的に情報を収集するにとどまってしまうことがあるため，開かれた質問を使うことが推奨されている。

是認：相手が人として持っている固有の価値を見つけ，認めることである。何かその人のよい点や，意図や行為のような特定の事柄に肯定的なコメントをすることで，関わりを強める後押しになったり，変化を促進することもある。

聞き返し：動機づけ面接の中核にあるテクニックで，クライアントの言葉をそのまま繰り返す単純な聞き返しと，クライアントが言ったことの奥にある意味を推測して言葉にしてみせたり，一部を強調したりして言葉を返す複雑な聞き返しなどのバリエーションがある。

要約：相手が今までに話したことを1つにまとめたものである。要約には，集める・つなぐ・転換するという3つの機能があるとされる。要約によってクライアントは自身の話したことを一度にまとめて聴くことができ，関わりの中では特定の方向へ導く助けにもなる。

4) キーワーカー：依存症治療中において，クライアントに割り当てられる医師以外の有資格のスタッフのこと。主な相談窓口となり，アセスメントとリカバリー計画に責任を持つ。本マニュアルが作られたイギリスでは通常看護師がなることが多いが職種は必ずしも問わない。

5) コミュニティ強化アプローチ（CRA：Community Reinforcement Approach）：コミュニティ強化アプローチは，1970年代初めに米国で開発された行動療法的アプローチである。この治療では，問題のあるアルコール・薬物使用は，そこからもたらされる報酬により強化された行動としてとらえられる。治療者は，それらの報酬に対抗できるよう，報酬となるような社会的活動がクライアントの生活に増すように働きかける。数多くの研究結果から，問題のあるアルコール・薬物使用への高い治療効果が認められている。

第2章

目標の設定，達成，達成したときの報酬

Setting, achieving & rewarding goals

より良い目標設定とは

目標（ゴール）はリカバリー計画の重要な部分です。

1. 全体的に考えることが大切です——アルコール・薬物使用だけではなく，人生のあらゆる領域での目標を考えましょう。
2. 広くて包括的な目標を設定しましょう。ただし，達成過程では小さな前進も必ず意識しましょう。SMART ゴール（p.18 を参照）を設定するのが上手になると，強化を利用して成功の可能性を高めることができます。

強化の利用とは

- 人はやりがいを得ることで，その行動を繰り返す可能性が高くなります。
- アルコール・薬物は，直接的な効果（いわゆる「ハイ」になること），あるいは不快感（不安，恥ずかしさ，離脱症状など）を取り除くことのいずれかの点で，即時的な報酬または強化効果をもたらします。
- リカバリー計画の重要な全体的な目的は，個人の時間を他の報酬的行動，すなわち「ナチュラルハイ」を促進することで満たすことです。残念なことに，これはすぐには起こらず，メリットが感じられるまで時間がかかるかもしれません。したがって，報酬をもたらすあらゆる機会を利用する必要があります。
- 報酬は洗練されたものや複雑なものである必要はありません。賞賛や励ましが達成感を強め，目標達成へのさらなる試みを後押しします。
- しかしながら，最大の効果を得るためには，目標は，簡潔で容易に達成可能で，達成されたらすぐに評価されなければいけません。

強化[1]の利用

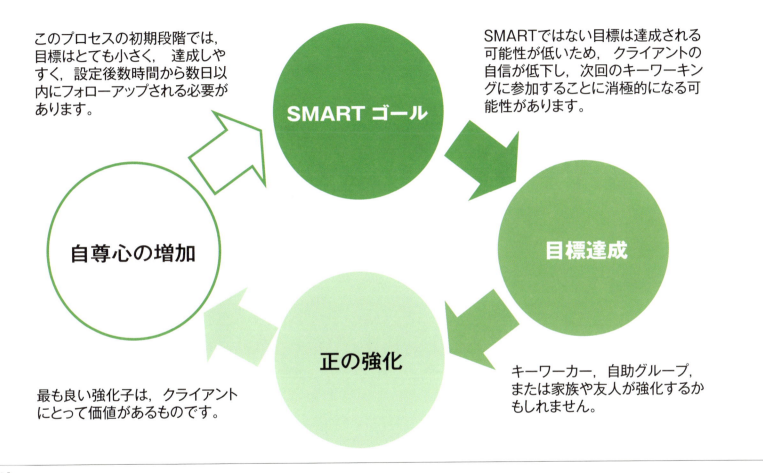

[訳注]
1) 強化：強化は行動主義心理学における基本用語である。カゴの中にラットを入れ，ラットがレバーを押すとエサが出るように設定すると，ラットのレバーを押す行動が増える。このように，報酬によって特定の行動が増えることを強化と呼び，エサなどの報酬は強化子と呼ばれる。

目標設定と強化を利用するための 2 つの可能な戦略

目標を達成し，積極的な強化を行って，アルコール・薬物を使用しない行動を増やす

アルコール・薬物使用からもたらされる正の強化を減らす

アルコール・薬物を使用するライフスタイルから得られる強化に対抗するため，アルコール・薬物を使用しないライフスタイルにおける，高い満足度が必要とされる

アルコール・薬物使用の強化子を特定する

それらを除去するための戦略を立てる

目標設定を使用したリカバリー計画の立案

- 「目標設定シート」の使用［第1章 1d, p.29］
    - クライアントが自分のアルコール・薬物使用だけでなく，生活のあらゆる領域で変化を起こすことについて考えるように促します。
    - 最初に取り組む領域が決まったら，それだけでも一つ目の目標達成として簡単な報酬（賞賛などを含む）を与えてもいいでしょう。
    - 生活の多くの領域で成果を積み上げることをめざします。ある領域で肯定的な結果が得られれば，他の領域でも変わろうとする励みになります。
    - 目標達成の失敗から学ぶ——当初の目標はSMARTでしたか？ 目標を，より細かいステップに分割することは可能でしょうか？

- どのような報酬や強化子がクライアントに関連するかは，「機能分析」を通して勉強することができます。これは，ABCチャートとしても知られています（Antecedents：先行刺激，Behaviours：行動，Consequences：結果）。
    - 「アルコール・薬物を使用しない行動を詳しく調べる」（p.52）マップでは，クライアントがアルコール・薬物以外の行動をするうえで妨げになるものと報酬となり得るものを慎重に分析することができます。「アルコール・薬物を使用していないとき」（p.53）マップでも同じことをより簡単な方法でできます。どちらもキーワーカーとクライアントがよりやりがいのある活動を計画するのに役立つかもしれません（「楽しい活動を増やす」（第5章を参照）と組み合わせて用いることができます）。
    - もう一つの方法として「アルコール・薬物使用行動を詳しく調べる」（p.54）は，クライアントが薬物を使用することで得られる報酬や強化子が何なのかを理解する助けとなります（クライアントがそれらの報酬や強化子を他のものに置き換えたり減らしていくことができるようにするため）。
    - まず中央の列をできるだけ詳細に書き込むことから始めてください。次に左側の列に移動し，それから右側の列に移ってください。

［参考］
Meyers RJ & Smith JE (1995) *A Clinical Guide to Alcohol Treatment: The Community Reinforcement Approach*. New York: Guilford Press
Meyers RJ & Squires DD. *The Community Reinforcement Approach*. (www.bhrm.org/guidelines/CRAmanual.pdf)

アルコール・薬物を使用しない行動を詳しく調べる

外的な状況

誰と一緒にいますか？

どこにいますか？

いつしますか？

アルコール・薬物を使用しない行動を詳しく調べる

何がしたい？

どのくらいの頻度で？

どのくらいの間行いますか？

短期的結果

この行動の嫌なことは何ですか？

・不快な考え

・不快な身体的感覚

・不快な感情

内的な状況

する前には何を考えていますか？

体調はどうでしたか？

感情はどうでしたか？

長期的結果

良い	悪い

このシートはどのくらい役に立ちましたか？
1 2 3 4 5 6 7 8 9 10

氏名：　　　　　　　面接者：　　　　　　　記入日：　　年　　月　　日

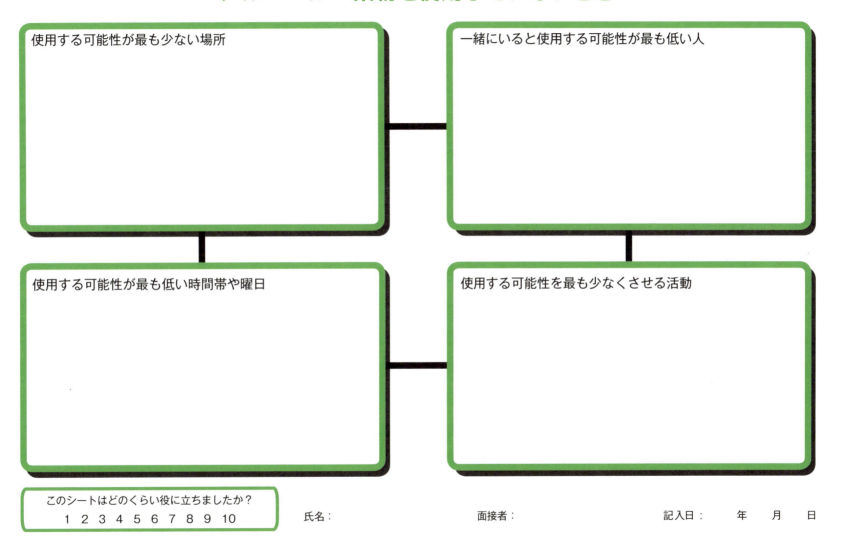

アルコール・薬物使用行動を詳しく調べる

外的な状況

誰と一緒にいますか？

どこにいますか？

いつ使いますか？

アルコール・薬物使用行動を詳しく調べる

何を使いますか？

どのくらいの量を使いますか？

どのくらいの間使いますか？

短期的結果

なぜ使うことが好きなのですか？
・心地良い思考

・心地良い身体的感覚

・心地良い感情

内的な状況

使う前には何を考えていますか？

身体的にどのような変化がありますか？

どのような感情を抱いていますか？

長期的結果

良い　　　　　　悪い

このシートはどのくらい役に立ちましたか？
1 2 3 4 5 6 7 8 9 10

氏名：　　　　　　　　　面接者：　　　　　　　　　記入日：　　年　　月　　日

第3章

ソーシャルサポートを築く
Building social support

周囲の人々からの助け（ソーシャルサポート）があれば，目標をより達成しやすくなります。ソーシャルサポートは以下の2つの領域に分類できます：

1. クライアントのソーシャルネットワーク，すなわち，家族，友人，同僚，支援者などからのサポート［第3章3a］。
2. アルコホーリクス・アノニマス（AA），ナルコティクス・アノニマス（NA）（日本では断酒会）などの自助グループやリカバリーコミュニティ（日本ではダルク，マックなど）からのサポート［第3章3b］。

3a　ソーシャルネットワークによるサポート

ソーシャルネットワークには，家族，友人，知人，支援者などが含まれます。

1. ソーシャルネットワークについてクライアントと話し合いを始める──フリーマッピングまたはガイドマップを使用して，クライアントのソーシャルネットワークマップを作成します［第1章1e, p.36, p.37を参照］。
   - ここで紹介されているテクニックを使用して，クライアントのサポートネットワークをできるだけ理解しましょう。
   - クライアントの人間関係や提供されるサポートに関する重要な情報に注釈を付けましょう。

2. クライアントのネットワークメンバーを次のキーワークセッションに招待することが有用かどうかを判断します。

3. ソーシャルネットワークのメンバーがキーワークセッションに参加した場合（または参加しなかった場合でも），彼らがクライアントの目標を達成するのにどのように役立つかを考えることが有用です。

1. クライアントのソーシャルネットワークを見直す

- 誰？
    - 家族　　　　　　　　　　－友達　　　　　　　　　　－同僚
        肉親　　　　　　　　　－友達の友達　　　　　　　－支援者
        近親者　　　　　　　　－知人

- ネットワークを広げるためのテクニック
    - あなたは先週誰に会いましたか／話しましたか？（一日ずつ振り返る）
    - アルコール・薬物を乱用する以前から知っていた人はいますか？
        例えば，学校の友達
    - あなたの携帯電話のアドレス帳には誰がいますか？
    - あなたの親／パートナー／兄弟姉妹は，誰をマップに追加するでしょうか？

2. 協力してくれる可能性のあるネットワークメンバーを招待する

- 招待するのに最も適切な人物が誰なのかクライアントと話し合います。
  - 「リカバリーの助けになる人とそうでない人を分けるポイントは？」(p.59) という情報マップは，話し合いに役立ちます。

- 招待するプロセスをクライアントとリハーサルしましょう。
  - いつ，どのようにクライアントは彼らに連絡を取りますか？
  - 彼らは何と言うでしょうか？
  - クライアントは，彼らにどのように治療の意義を説明するでしょうか？
  - 次のセッションをいつにするか明確にしましょう。

- ネットワークメンバーを招待するための積極的なサポートを提供します。
  - セッション中に電話をかける。
  - 手紙を書くのを助ける。
  - リマインダーとして携帯メッセージを送る。

リカバリーの助けになる人とそうでない人を分けるポイントは？

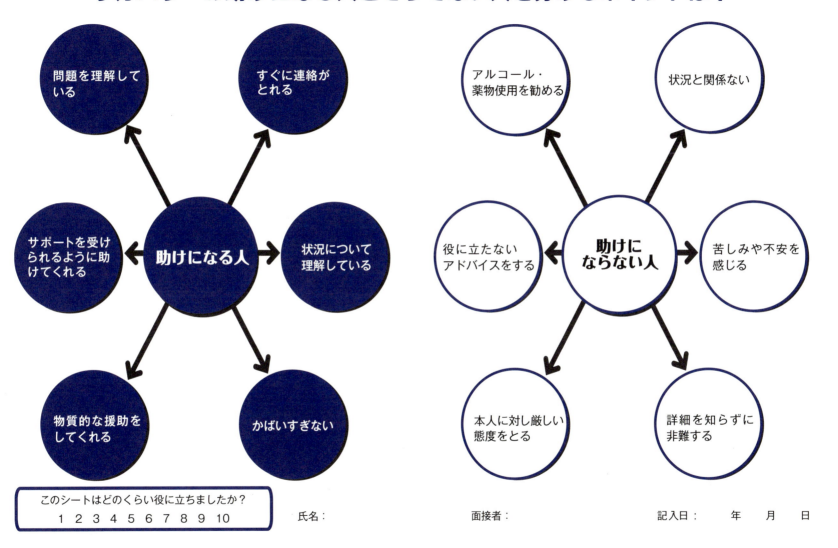

3. 他者からの支援を活用する

- どのようなソーシャルサポートが利用できるかについて話し合うことは回復の役に立ちます。

- 「クライアントとの関わり方」（p.61）マップは，ソーシャルサポートが目標の達成や行動の変化にどのように役立つかについての話し合いを構造化するのに役立ちます。「どのように関わる？」（p.62）マップを使用することによって，クライアントまたはネットワークメンバーは，さまざまな対処方法を検討することができます。

- 最終的には，このプロセスは「社会ネットワーク・サポート計画」（p.63）の作成につながり，それは全体的なリカバリー計画と密接に関連します。

- ネットワークメンバーには，クライアントが有意義な目標を設定するのを助けてもらったり，その目標を達成できた時に本人に報酬を与えてもらうように依頼します。

- 「リラプスプリベンション計画（再発防止のための計画）」（第6章，p.101）を作成する際には，ネットワークメンバーからの助言を活用できます。

[参考]

Copello A, Orford J, Hodgson R & Tober G (2010) *Social Behaviour and Network Therapy for Alcohol Problems.* Hove: Routledge

Copello A & Day E (2012) *Social Behaviour and Network Therapy: Changing Drug-Using Behaviour.* Available from authors

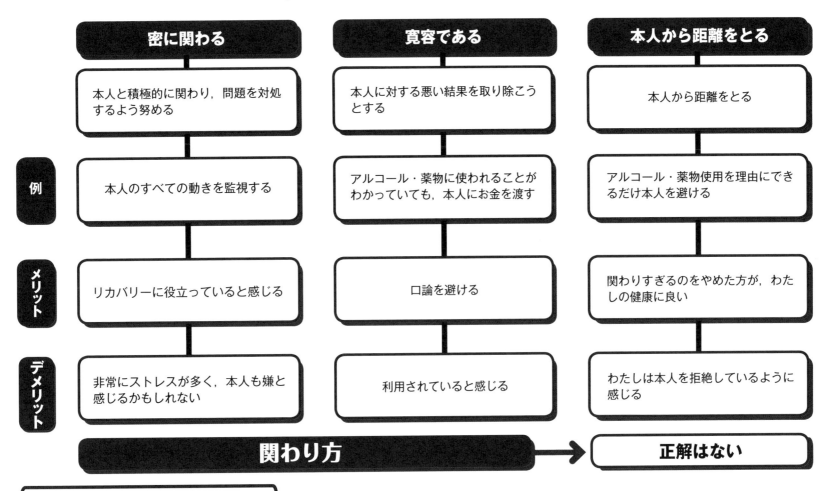

どのように関わる？

作戦 1	作戦 2	作戦 3

メリット

デメリット

このシートはどのくらい役に立ちましたか？
1 2 3 4 5 6 7 8 9 10

氏名：　　　　　　　　　面接者：　　　　　　　　　記入日：　　年　　月　　日

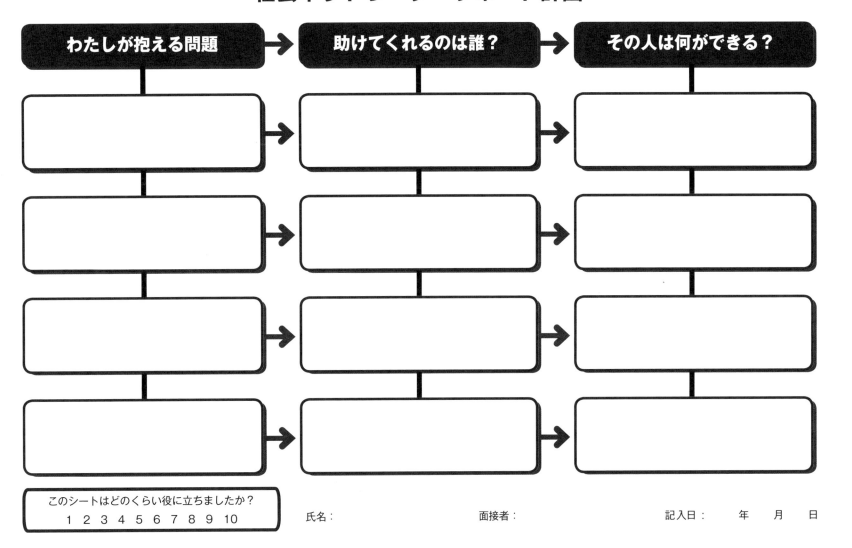

3b　自助グループによるサポート

　自助グループとは，リカバリーのさまざまな段階にあるアルコール・薬物使用に問題のある人が集うグループのことです。彼らは，目標を達成するために経験を分かち合い，お互いに支援し合います。そこではリカバリーに焦点を当てた非常に多くのサポートを受けることができます。

- 「ナルコティクス・アノニマス（Narcotics Anonymous）」（p.65）と「12 ステップ・フェローシップ[1] の有効性」（p.66）という情報マップは，12 ステップグループに参加することについてクライアントと話し合うのに役立ちます。

- 「地域のグループから支援を受ける」（p.67）というマップを使って，地域の支援グループに助けを求めてみることについての話し合いを構造化できます。

- キーワーカーは，事前に地元の支援グループミーティングに関する情報を準備することもできます（「地域のリカバリーグループ情報」，p.68）。

- 日本における自助グループ関連の情報については以下のサイトを参考にしてください。
  ［自助グループ関連サイト］
  - ダルク・マックの所在地について：JCCA（日本カトリック依存症者のための会）：http://jcca.client.jp/
  - NA ジャパン：http://najapan.org
  - AA ゼネラル・サービス・オフィス：http://www.cam.hi-ho.ne.jp/aa-jso/index.html
  - 全日本断酒連盟：http://www.dansyu-renmei.or.jp/

［参考］
Nowinski & Baker (2003) *The Twelve Step Facilitation Handbook.* Center City, MN: Hazelden Foundation

ナルコティクス・アノニマス（Narcotics Anonymous）

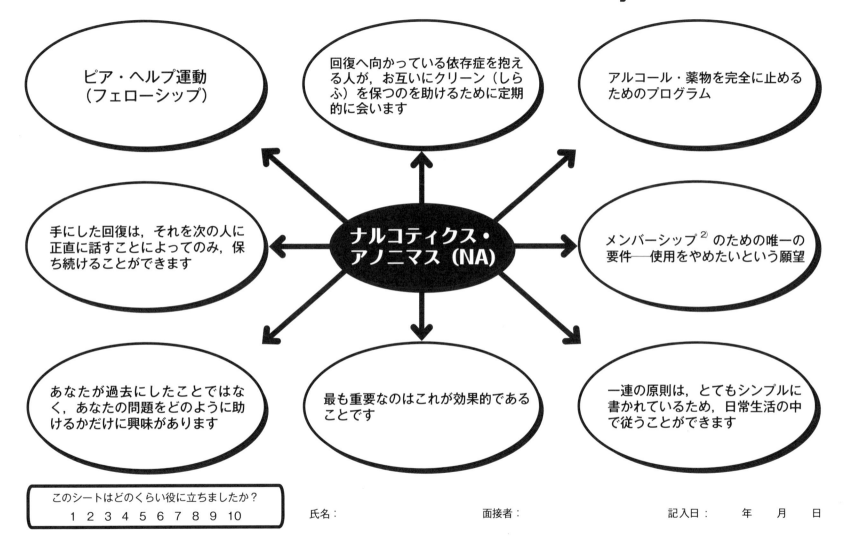

12 ステップ・フェローシップの有効性

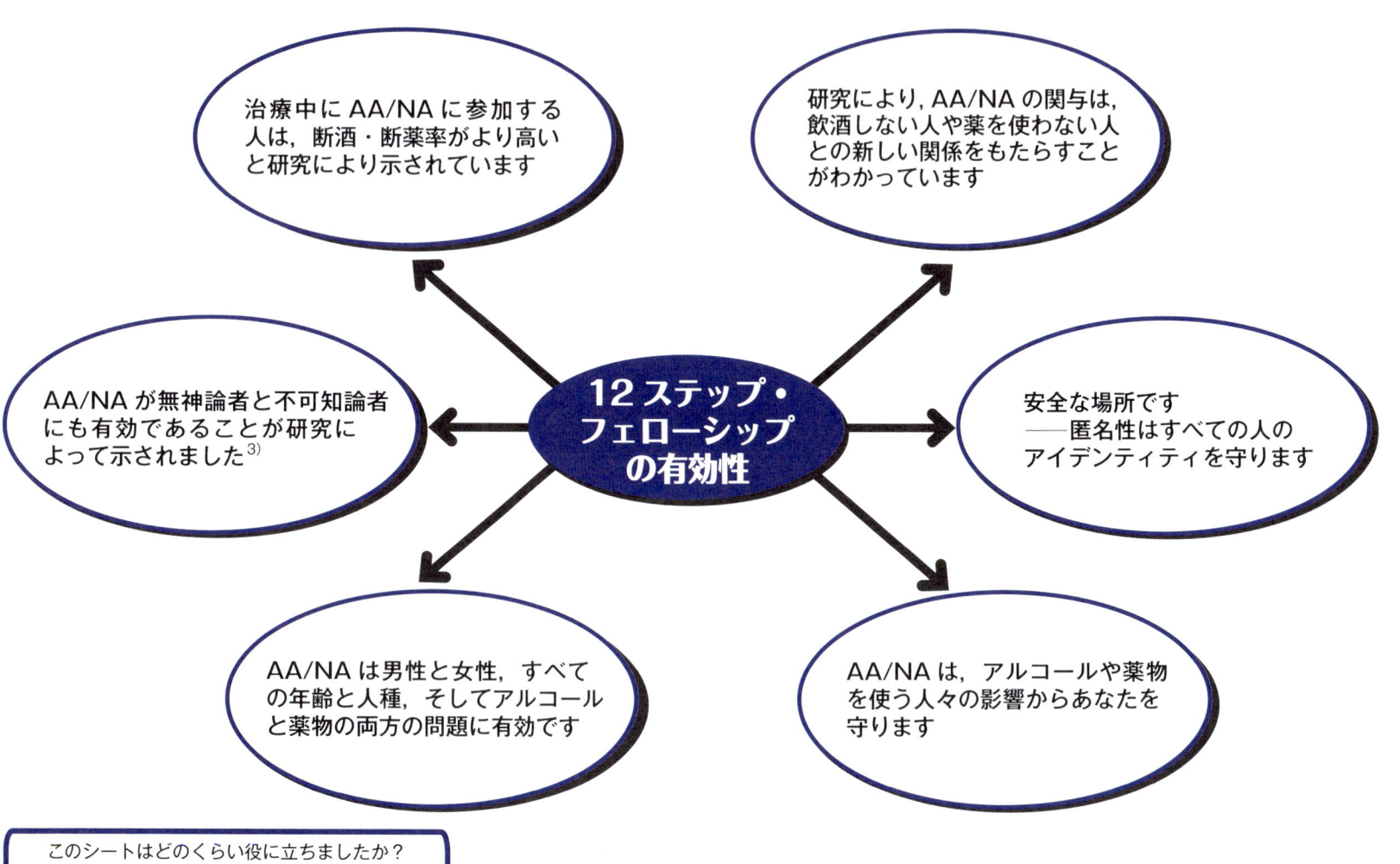

治療中に AA/NA に参加する人は，断酒・断薬率がより高いと研究により示されています

研究により，AA/NA の関与は，飲酒しない人や薬を使わない人との新しい関係をもたらすことがわかっています

AA/NA が無神論者と不可知論者にも有効であることが研究によって示されました[3]

12 ステップ・フェローシップの有効性

安全な場所です──匿名性はすべての人のアイデンティティを守ります

AA/NA は男性と女性，すべての年齢と人種，そしてアルコールと薬物の両方の問題に有効です

AA/NA は，アルコールや薬物を使う人々の影響からあなたを守ります

このシートはどのくらい役に立ちましたか？
1 2 3 4 5 6 7 8 9 10
氏名：　　　　　面接者：　　　　　記入日：　　年　　月　　日

地域のグループから支援を受ける

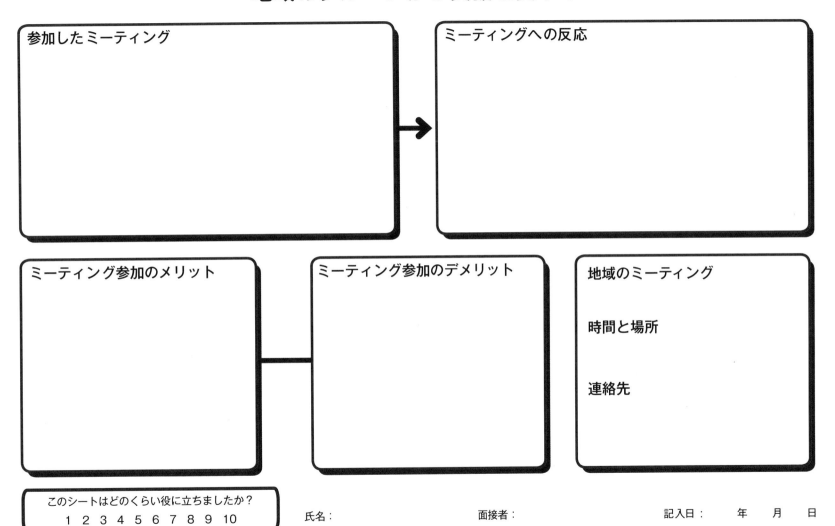

地域のリカバリーグループ情報

NA/AA	その他のグループ

このシートはどのくらい役に立ちましたか？
1 2 3 4 5 6 7 8 9 10

氏名：　　　　　　　　面接者：　　　　　　　　記入日：　　　年　　月　　日

［訳注］

1) 12ステップ・フェローシップ：12ステップとは，依存症からの回復の指針を12段階あるいは12項目に示したもので，AA（アルコーホリクス・アノニマス（アルコール依存症の自助グループのひとつ））やNA（ナルコティクス・アノニマス（薬物依存症の自助グループのひとつ））などで採用されている。フェローシップとは，本来はAAまたはNAなど仲間の集合体そのもの，あるいはミーティングを離れた仲間同士の交流，あるいはその交流のありようの意味で使われる言葉である。
2) メンバーシップ：ここではNAに所属するための条件と理解できる。すなわち，たとえ現在使用がやめられなくても，使用をやめたいという願望さえあれば仲間であるということ。
3) AA，NAと宗教について：AAあるいはNAの12ステップの中では「神」あるいは「ハイヤーパワー」などという用語が頻繁に登場する。宗教的な印象を持たれる人も多いが，ここでのそういった用語には特定の宗教的な意味合いは含まれない。これは次に引用する「3つの考え」に基づいている。

- 私たちはアルコーホリクであり自分の人生が手に負えなくなったこと。
- おそらくどのような人間の力も，私たちのアルコホリズムを解決できないこと。
- 神にはそれができ，求めるならばそうしてもらえること。

（アルコーホリクス・アノニマス：無名のアルコーホリクたち，AA日本ゼネラルサービスオフィス，p.87, 2002）

ここでの意味合いのひとつとして，回復された方の一部には，自分や周囲の力だけでなく，手の及ばない大きな力が働いて回復できた，と感じる方がおり，その力のことを指していると考えられる。それぞれの理解の中で，それは神であったり，仏であったり，「何らかの力」であったりするが，特定のどれかである必要はなく，あるいはその時点では特に感じていなくても良い。もう一つの意味合いとしてはステップ3の中で「ゆだねる」相手としての意味合いがある。自分で対処しようとしてどうにもならなくなったときに，それでも自分で対処しようとする思いは望み薄だが捨てがたいものである。それを手放すには，ゆだねる相手が必要だが，家族でも友達でも医師でもなく，何かもっと強い力だということである。

第4章

ハームリダクションの情報を提供する

Minimising harm

- リカバリーの概念には，アルコール・薬物に依存しない幸せで充実した生活を達成するための段階的アプローチが含まれます。リカバリーへの旅は人それぞれ異なります。

- Maslow が記述したように，基本的な生理学的，健康および安全上のニーズが満たされる強固な基礎の構築なしには，それよりも高いレベルの機能の構築は不可能です。同様に，リカバリーへの旅は，偶発的な過剰摂取，血液媒介性感染症，あるいは，アルコール・薬物使用の身体的・精神的な結果などのリスクの予防または対処を含む堅固な基礎から始まります。

- オピオイド依存症に対するメサゾンやブプレノルフィンなどの薬物療法は，クライアントを治療に留まらせたり，さまざまな薬物に関連した有害な影響を制御するのに有用な手法となり得ます。結果，クライアントがリカバリーのための資本を構築するための時間を得ることにつながります。アルコール依存症に対する飲酒量低減を目的とした，ナルメフェンも同様の考え方から使用できます。薬物療法は，離脱症状の管理にも有用です。

- 第1章1b に記載されているように，ノード・リンク・マッピングは，クライアントに知識を伝えるセッションを構造化するのに役立つ技術です。これは，あらかじめ用意された知識マップの形式でも，ハンドフリーのマッピング技術を使用しても構いません。いくつかの例がこのセクションで示されていますが，その他は，第1章を参照ください。

[訳注]
　本書は英国のオリジナル版における構成を尊重しています。薬物使用の現状（特に使用される薬物の種類等）は本邦と異なる面もあるため，本章次ページより記載の薬物はあまりなじみがないかもしれません。本邦では現在，アルコール依存症に対するハームリダクションの考え方への関心が高いことを考慮して，p.79 〜 82 にアルコールについて新規にページを作成しました。

コカインのさまざまな使用法で起こるリスクを軽減する

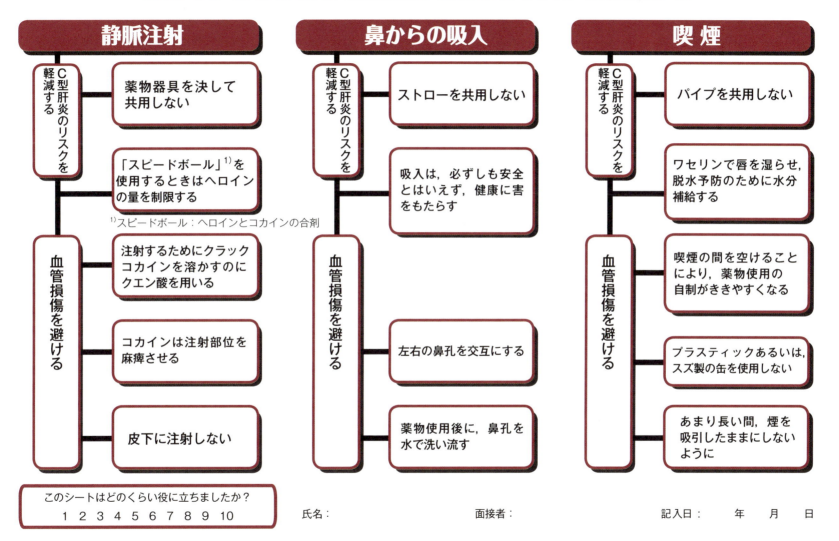

静脈注射

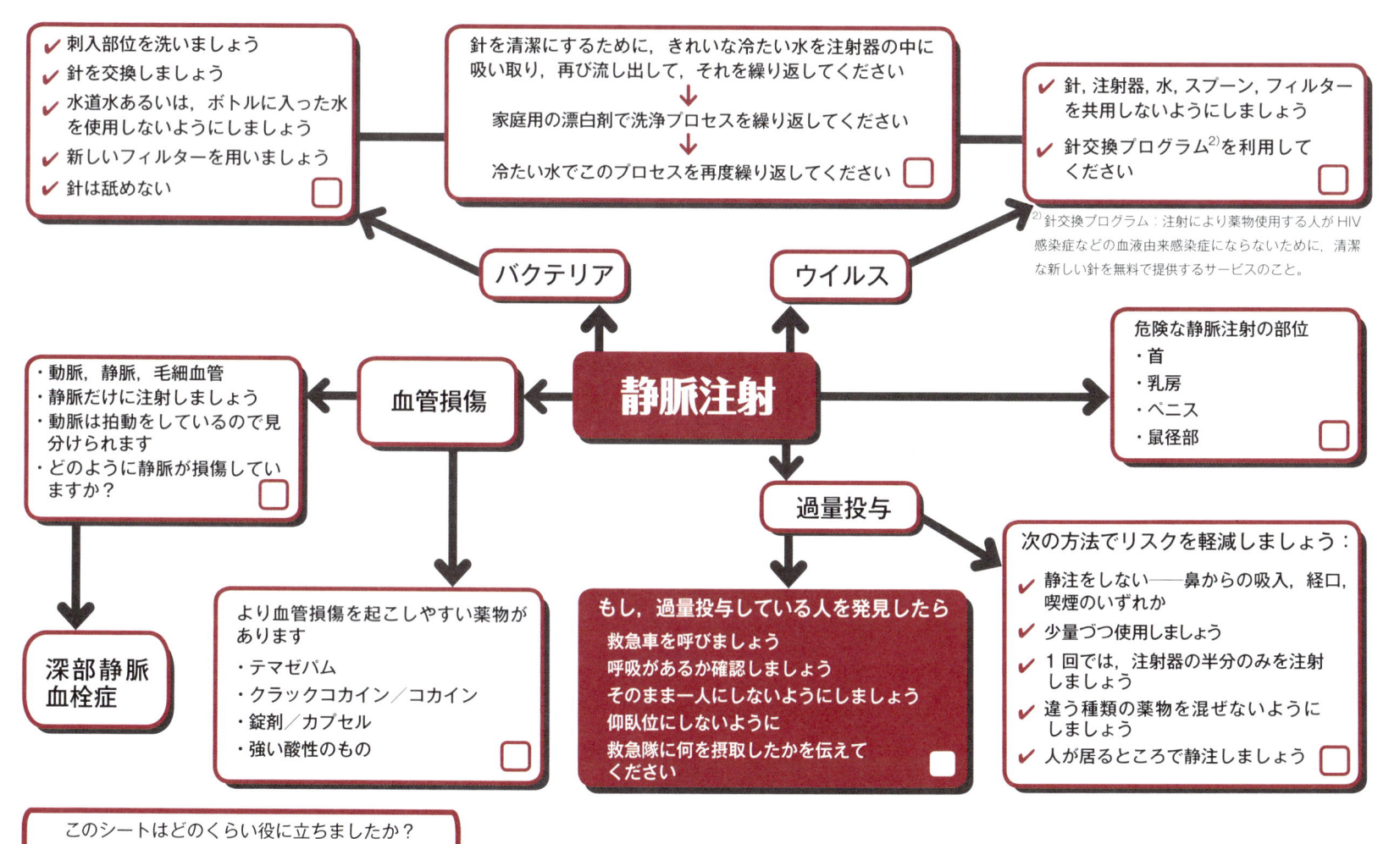

✔ 刺入部位を洗いましょう
✔ 針を交換しましょう
✔ 水道水あるいは，ボトルに入った水を使用しないようにしましょう
✔ 新しいフィルターを用いましょう
✔ 針は舐めない

針を清潔にするために，きれいな冷たい水を注射器の中に吸い取り，再び流し出して，それを繰り返してください
↓
家庭用の漂白剤で洗浄プロセスを繰り返してください
↓
冷たい水でこのプロセスを再度繰り返してください

✔ 針，注射器，水，スプーン，フィルターを共用しないようにしましょう
✔ 針交換プログラム[2)]を利用してください

[2)] 針交換プログラム：注射により薬物使用する人がHIV感染症などの血液由来感染症にならないために，清潔な新しい針を無料で提供するサービスのこと。

バクテリア

ウイルス

・動脈，静脈，毛細血管
・静脈だけに注射しましょう
・動脈は拍動をしているので見分けられます
・どのように静脈が損傷していますか？

血管損傷

静脈注射

危険な静脈注射の部位
・首
・乳房
・ペニス
・鼠径部

過量投与

深部静脈血栓症

より血管損傷を起こしやすい薬物があります
・テマゼパム
・クラックコカイン／コカイン
・錠剤／カプセル
・強い酸性のもの

もし，過量投与している人を発見したら

救急車を呼びましょう
呼吸があるか確認しましょう
そのまま一人にしないようにしましょう
仰臥位にしないように
救急隊に何を摂取したかを伝えてください

次の方法でリスクを軽減しましょう：

✔ 静注をしない──鼻からの吸入，経口，喫煙のいずれか
✔ 少量づつ使用しましょう
✔ 1回では，注射器の半分のみを注射しましょう
✔ 違う種類の薬物を混ぜないようにしましょう
✔ 人が居るところで静注しましょう

このシートはどのくらい役に立ちましたか？
1 2 3 4 5 6 7 8 9 10

氏名：　　　　　　　　面接者：　　　　　　　　記入日：　　年　　月　　日

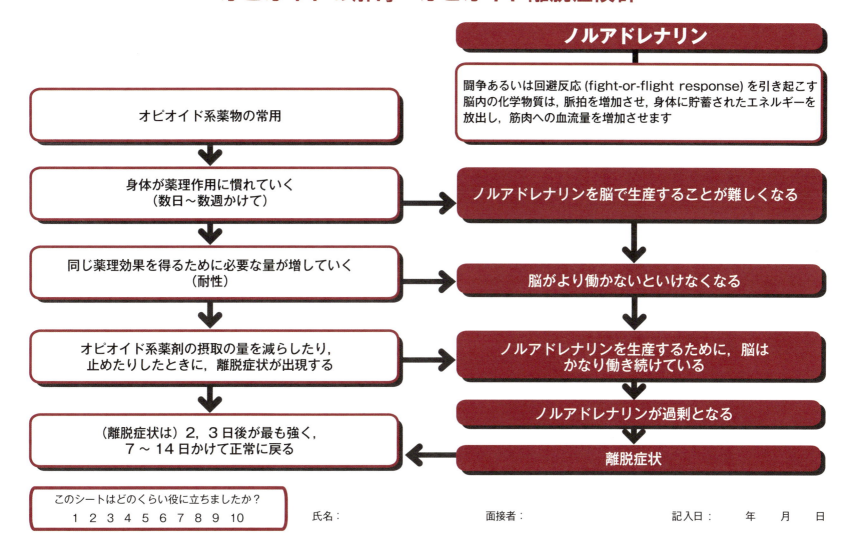

オピオイドの解毒：オピオイド離脱症候群

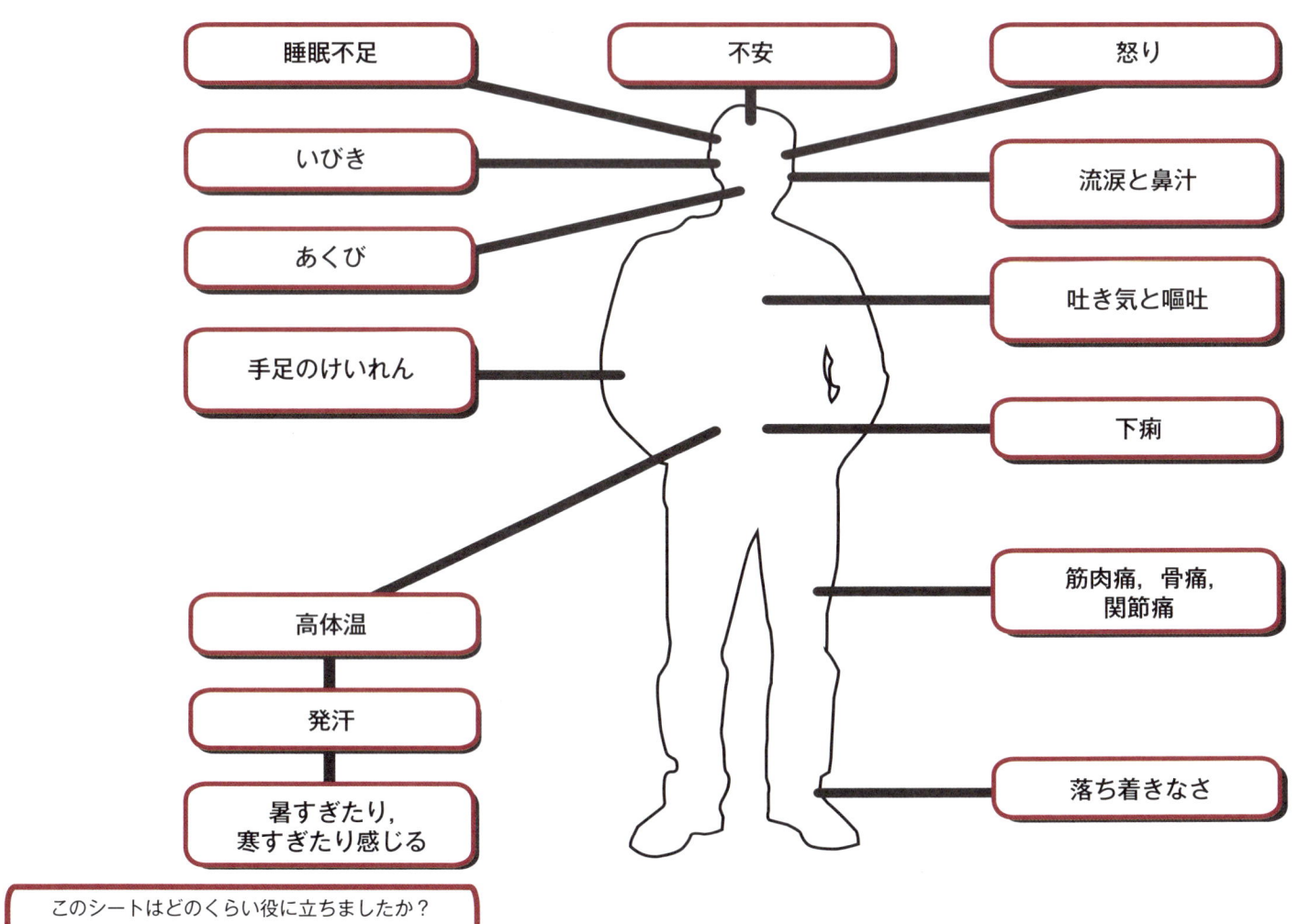

睡眠不足

不安

怒り

いびき

流涙と鼻汁

あくび

吐き気と嘔吐

手足のけいれん

下痢

高体温

筋肉痛，骨痛，関節痛

発汗

暑すぎたり，寒すぎたり感じる

落ち着きなさ

このシートはどのくらい役に立ちましたか？
1 2 3 4 5 6 7 8 9 10

氏名：

面接者：

記入日：　　年　　月　　日

メサゾン

薬の組み合わせ
- メサゾン＋アルコール or ベンゾジアゼピン系薬剤（バリウム，テマゼパム）
  → 過量投与のリスクを高める
- メサゾン＋ブプレノルフィン（サボテックス）
  → 離脱症状

メサゾンの開始
- 1日に1回服用
- 完全な効果を得るために5日間メサゾンを服用する
- 長期使用に深刻な問題はない
- しかし，数年間服用した後には止めるのが困難になる

安全な保管
- メサゾンの5あるいは10mlは子どもを殺す可能性がある
- 自宅——鍵をかけた箱で保管する
- メサゾンの危険性について子どもに警告しておく
- 子どもが開けられないキャップのついた容器を使用する

メサゾン

副作用
- 便秘
- 発汗
- 掻痒感
- 吐き気
- 眠気
- 性衝動の減退

過量服薬
- 身体が対応できる以上のオピオイド（ヘロイン，メサゾン，コデインなど）を摂取する → 呼吸抑制，呼吸停止
- 20mgのメサゾンで，依存形成のない成人は死亡する
- 死の危険は，治療開始した2，3日目が最も高い

健康問題
- 便秘を回避する——果物や野菜を摂取し，十分な水を飲む
- 歯の損傷を避ける——メサゾンを摂取した後に口を水ですすぐ，そして，定期的に歯磨きをする（しかし，歯ブラシを共用しないこと）

このシートはどのくらい役に立ちましたか？
1 2 3 4 5 6 7 8 9 10

氏名：　　　　　　　面接者：　　　　　　　記入日：　　年　　月　　日

ブプレノルフィン（サボテックス）

サボテックスの開始

- その他のオピオイド系薬剤を摂取したすぐ後に摂取された場合，離脱症状を引き起こす
- ヘロインの最終摂取から少なくとも8時間経た後に，初回投与が行われるべきである
- メサゾンの最終摂取から少なくとも36時間空ける

薬の組み合わせ

- サボテックス＋アルコール or ベンゾジアゼピン系薬剤（バリウム，テマゼパム）
  ➡ 過量投与のリスクを高める
- ヘロインの効果が減弱するため，よりハイになろうとして過量摂取の危険性が高まる可能性がある
- メサゾン＋サボテックス
  ➡ 離脱症状

安全な保管

- 少量のサボテックスでも子どもが死ぬ可能性がある
- 自宅──鍵をかけた箱で保管する
- サボテックスの危険性について子どもに警告しておく
- 子どもが開けられないキャップのついた容器を使用する

ブプレノルフィン（サボテックス）

副作用

- 発汗
- 掻痒感
- 便秘
- 吐き気
- 眠気

過量服薬

- 身体が対応できる以上のオピオイド（ヘロイン，メサゾン，コデインなど）を摂取することは呼吸抑制や呼吸停止を引き起こす

健康問題

- 便秘を回避する──果物や野菜を摂取し，十分な水を飲む
- 歯の損傷を避ける──サボテックスを摂取した後に口を水ですすぐ，そして，定期的に歯磨きをする（しかし，歯ブラシを共用しないこと）

このシートはどのくらい役に立ちましたか？
1 2 3 4 5 6 7 8 9 10

氏名：　　　　　　　面接者：　　　　　　　記入日：　　年　　月　　日

アルコール・ハームリダクションの定義

飲酒をする人に対するハームリダクションには以下のようなものがあります：
　①現在の飲酒量を減らさないとしても，より安全な飲み方をするよう努めること。
　②飲酒量を少量であっても減らそうとすること。

- 「ハームリダクション」という言葉は，広い意味でも狭い意味でも使われます。

- より広い意味においては，ハームリダクションは，断酒することも含めた，あらゆる害を減らすための試みを意味しています。

- ハームリダクションを支持する支援者は，断酒が，最善の方法であることは理解しています。

- 一方で，ハームリダクションを支持する支援者は，その人の意思に反してすべての人に断酒を強要するような試みは，期待と反して，アルコールに関連した害の増加につながることを理解しているため，現実的で実践的な立場をとります。

- 最も効果的な方法は，クライアントの動機に合わせて，クライアント自身が選択する，より安全な飲み方から止めることまで幅のある目標に協働的に取り組むことです。

- 最終的な害よりも当面の害を減らすこと，あるいは，小さい害を減らすよりも大きい害を減らすことがより重要です。酔っぱらって知人に恥ずかしい電話をしてしまうといった低リスクな行動よりも，飲酒運転などのより深刻なリスク行動を防ぐことを重要視します。

お酒の飲みすぎが原因となる身体の病気

お酒の飲み過ぎにより，生活習慣病やその他多くの臓器に影響や障害をもたらします。

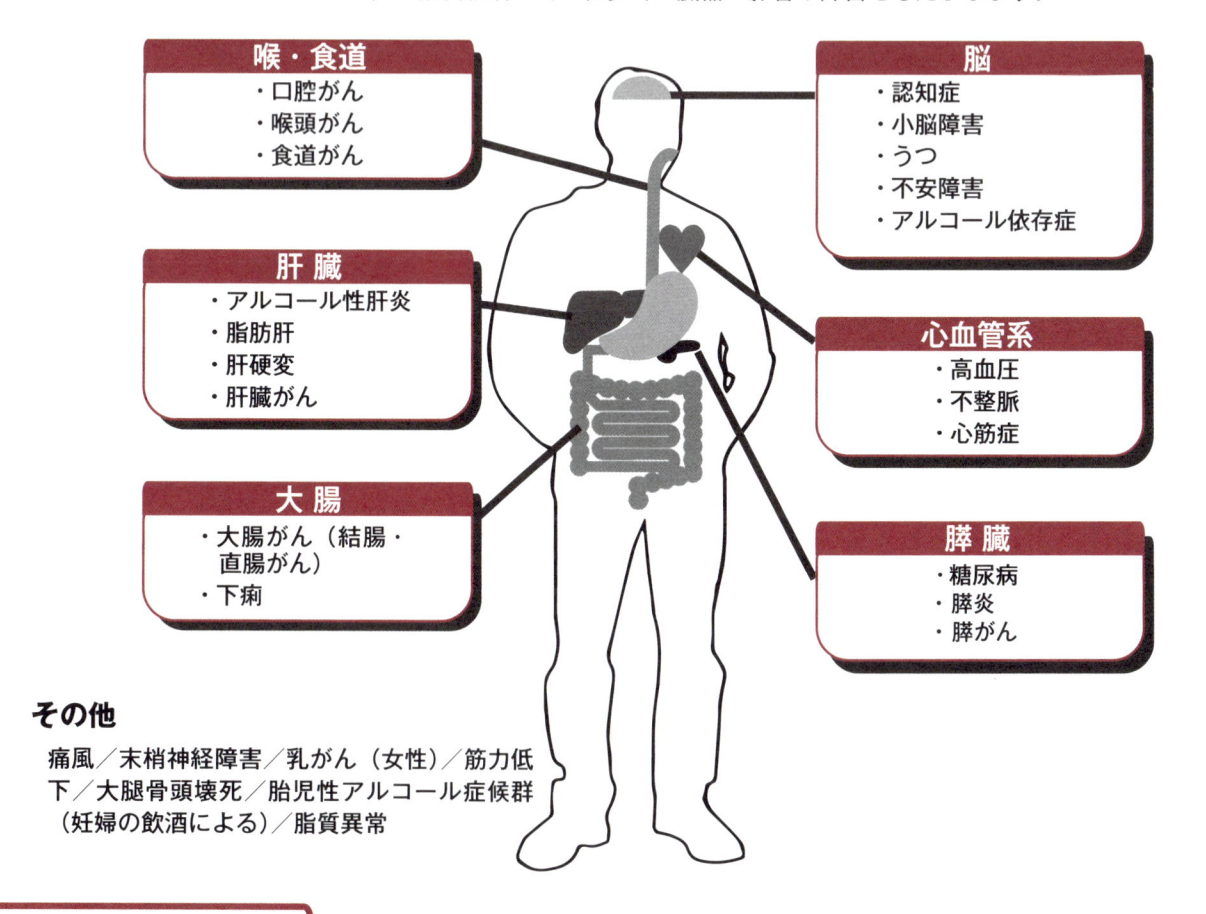

喉・食道
- ・口腔がん
- ・喉頭がん
- ・食道がん

脳
- ・認知症
- ・小脳障害
- ・うつ
- ・不安障害
- ・アルコール依存症

肝 臓
- ・アルコール性肝炎
- ・脂肪肝
- ・肝硬変
- ・肝臓がん

心血管系
- ・高血圧
- ・不整脈
- ・心筋症

大 腸
- ・大腸がん（結腸・直腸がん）
- ・下痢

膵 臓
- ・糖尿病
- ・膵炎
- ・膵がん

その他

痛風／末梢神経障害／乳がん（女性）／筋力低下／大腿骨頭壊死／胎児性アルコール症候群（妊婦の飲酒による）／脂質異常

（橋本作成）

このシートはどのくらい役に立ちましたか？
1 2 3 4 5 6 7 8 9 10

氏名：　　　　　　　面接者：　　　　　　　記入日：　　年　　月　　日

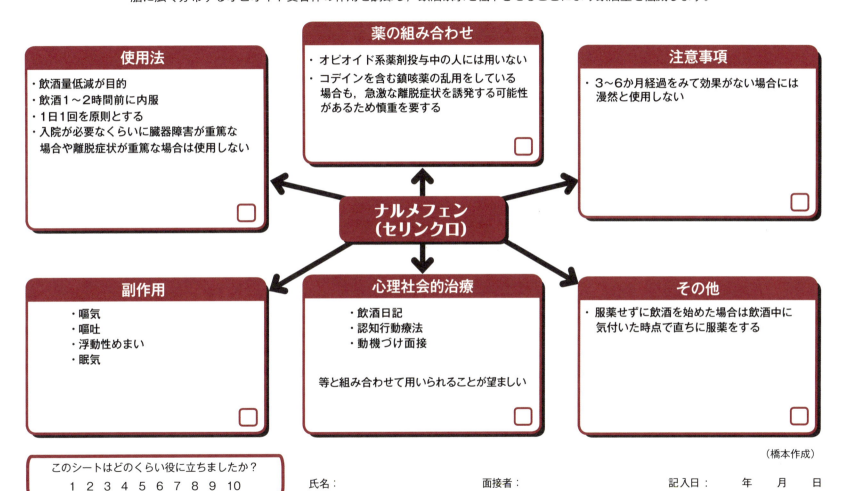

アルコールのハームリダクション

飲酒量低減の方法

・飲酒量を決め，それを守るようにしましょう。
・アルコール濃度の低い飲料を選ぶことにより，アルコール量を減らしましょう。
・アルコール飲料を注文する毎に，水あるいはソフトドリンクを飲むようにしましょう。
・飲酒しているときあるいは飲酒前に食事をとるようにしましょう。
・お酒を飲み過ぎてしまう相手と場所を避けましょう。
・飲みに行くときにお金を多く持たないようにして出かけましょう。
・酒席では，小さいコップで飲みましょう。

飲酒運転予防

・飲む前に，配偶者あるいは，信頼できる友人に車の鍵を渡しておきましょう。
・酔いが覚めるまで触れないように，車の鍵をどこか鍵のかかる場所にしまっておくように誰かにお願いしましょう。
・家の外で飲む場合には，飲酒運転を避けるために，飲まない運転手を決めておく，あるいは公共交通機関を利用しましょう。

**アルコールの
ハームリダクション**

電話等について

・もし飲酒したら，恥ずかしい内容の電話をしてしまう傾向があるなら，飲む前に，携帯の電源を切って鍵のかかるところへしまっておきましょう。
・恥ずかしい内容のメールをしてしまう場合も同様に，携帯とパソコンを片付けておきましょう。
・音楽を聴くなど，飲酒するときに，問題のない行動が習慣になるようにしましょう。
・あなたや他人に害を及ぼす可能性のあることを遠ざけるようにしましょう。

喧嘩など

・外で飲んで，物を無くしたり，スリにあったり，喧嘩になってしまう傾向がある方は，家で飲酒するほうが安全かもしれません。

（橋本作成）

このシートはどのくらい役に立ちましたか？
1 2 3 4 5 6 7 8 9 10

氏名：　　　　　　面接者：　　　　　　記入日：　　年　　月　　日

第5章

スキルの習得を支援する

Skills development

序章で強調されているように，ソーシャルサポートネットワークの探索と組み合わせた目標設定を含むリカバリー計画を作成する過程で以下のことが明らかになります。

1. 日常生活におけるクライアントのスキル不足（例えば時間管理，コミュニケーション，問題解決上の苦手さなど）。
2. アルコール・薬物使用と関連する行動パターンを理解するうえでのクライアントが持つ困難。

これらの問題の探索が容易になるように，この章におけるマップは，具体的でわかりやすい例示や，新しいスキルとホームワークエクササイズの具体例を盛り込んでいます。

5a　ライフスタイルを変える

- 時間管理（p.85）
- 楽しい活動を増やす（p.86 〜 89）
- 問題解決（p.90）
- 仕事を見つける（p.91 〜 93）

［参考］

Monti PM, Kadden RM, Rohsenow DJ, Cooney NL & Abrams DB (2002) *Treating Alcohol Dependence: A Coping Skills Training Guide*. New York: The Guilford Press

Mitcheson L, Mitcheson L, Maslin J, Meynen T, Morrison T, Hill R & Wanigaratne S (2010) *Applied Cognitive and Behavioural Approaches to the Treatment of Addiction: A Practical Treatment Guide*. Chichester: Wiley-Blackwell.

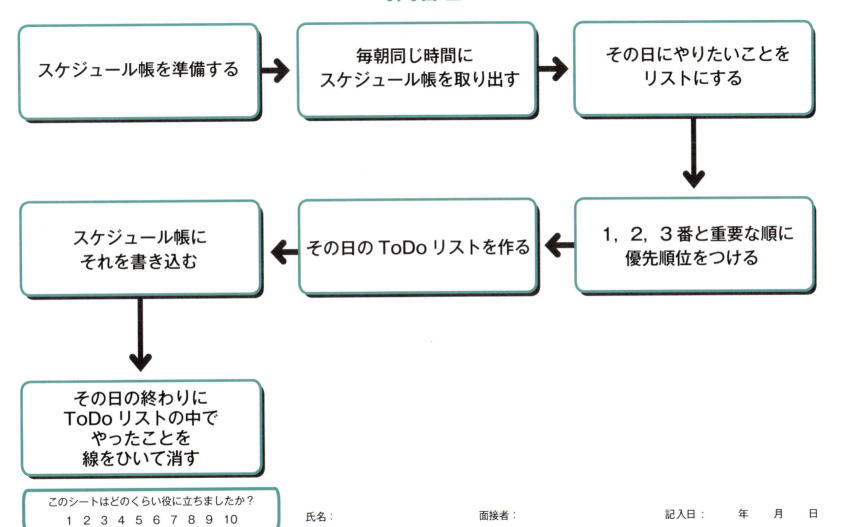

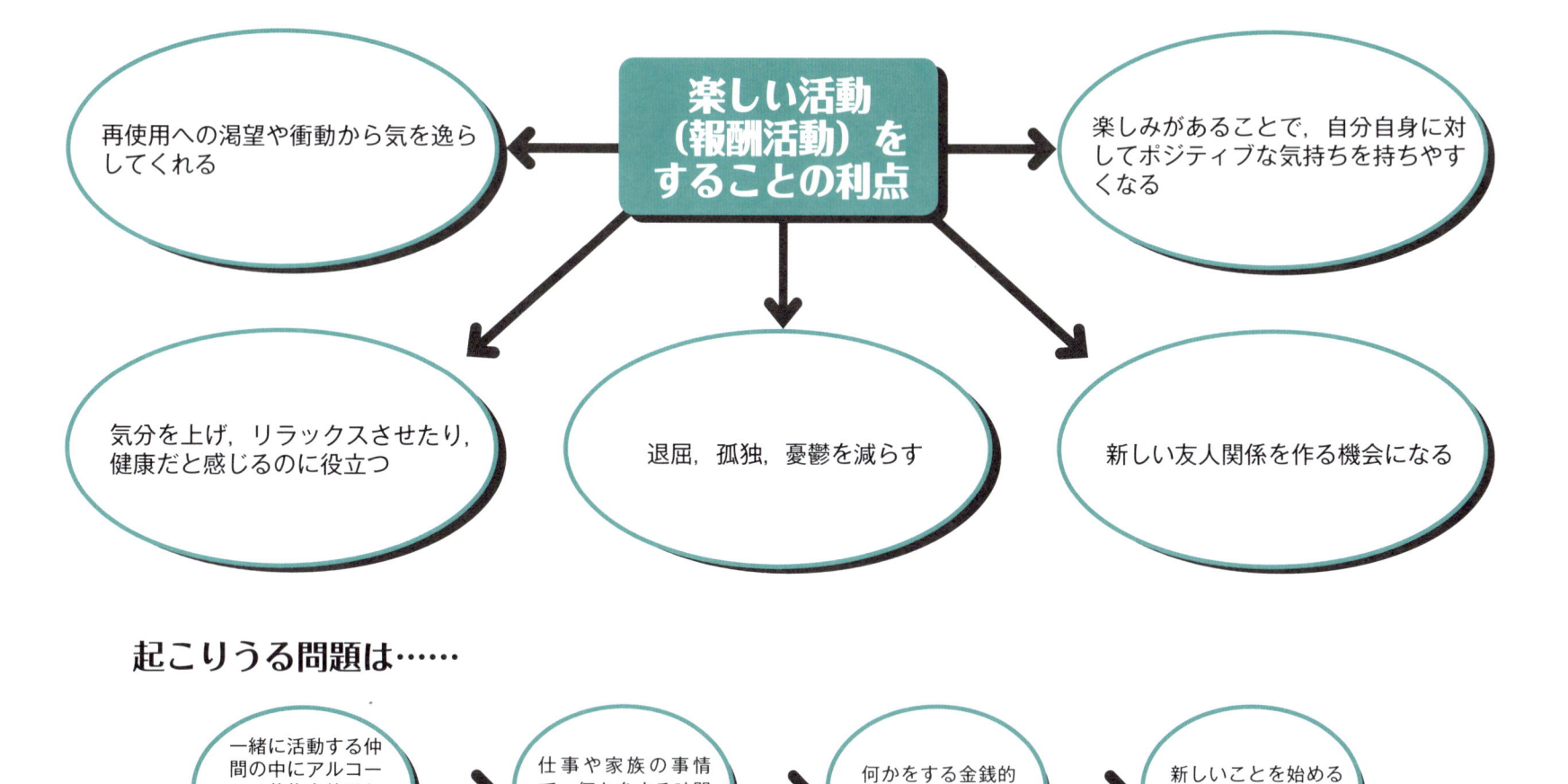

楽しい活動（報酬活動）をすることの利点

- 再使用への渇望や衝動から気を逸らしてくれる
- 楽しみがあることで，自分自身に対してポジティブな気持ちを持ちやすくなる
- 気分を上げ，リラックスさせたり，健康だと感じるのに役立つ
- 退屈，孤独，憂鬱を減らす
- 新しい友人関係を作る機会になる

起こりうる問題は……

- 一緒に活動する仲間の中にアルコール・薬物を使用しない人を見つけることができない
- 仕事や家族の事情で，何かをする時間がない
- 何かをする金銭的余裕がない
- 新しいことを始める気にならない

このシートはどのくらい役に立ちましたか？
1 2 3 4 5 6 7 8 9 10

氏名：　　　　　　　　面接者：　　　　　　　　記入日：　　年　　月　　日

楽しい活動の候補リスト

何をするかは大した問題ではないので，まずは何でもやってみましょう。気が向くのを待っていても良いことはありません。
活動しないでいるとますます嫌な気持ちになるだけで，やる気がなくなるからです。

- 部屋の模様替え
- 踊る
- 好きな団体を支援する
- 公園に行く
- 中古で楽器を買って始めてみる
- 映画，コンサート，劇を観に行く
- 旅行や休暇の計画を立てる
- おもちゃみたいなくだらないものを買う
- アートや工作をする
- 神聖なもの（経典，聖書など）を読む
- 好きな服を着る
- 本や雑誌を読む
- 講義や講演を聞く
- リラクゼーション音楽を聴く
- カヌーやボートに乗る
- 皿を洗う
- 機械いじり（車，バイク）
- ボードゲームをする
- 難しい仕事，作業を完遂する
- パズルやクロスワード
- 長湯やシャワー浴をする
- 小説，ポエム，歌詞を書く
- 電車に乗る
- 歌う，楽器を弾く
- 仕事をする

- 教会や寺に行く
- 会合に出席する
- 30個の単語を外国語で言えるようになる
- ケーキを焼く
- 個人的な問題を解決する
- 強みを活かす
- 自転車に乗る
- 散歩に行く
- 身だしなみを整える（歯，髪型）
- 具合の悪い人を訪ねる
- アウトドアを楽しむ
- 日向ぼっこをする
- 市場，展示会，動物園に行く
- イベントを企画する
- 動物（犬，猫，馬など）と触れ合う
- 音楽を聴く
- 誰かに贈り物を贈る
- 写真を撮る
- スポーツについて語らう
- スポーツ観戦したり参加する
- 誰かを助けたり，守る
- ジョークを聞く（お笑い，コメディ映画）
- 美しい景色を見る
- おいしいものを食べる
- 健康増進（食事を変える，運動をする）

- 床屋や美容院に行く
- 愛する人と一緒に過ごす
- レンタルビデオを見る
- 新しい企画を始める
- 図書館に行く
- 窓際で植物を育てる
- 人間観察
- 暖炉の前に座る
- 物を売る，交換する
- ホームレスシェルターでボランティアをする
- 花を買う
- 手紙を書く
- ネットサーフィン
- 植物の世話をする
- ガーデニング
- 子どもたちと過ごす
- コレクションをする，始める
- 街に出る
- 博物館，美術館，展示会に行く
- 献血をする
- 物を貸す
- サウナやジャグジーを楽しむ
- 水彩絵の具を買って絵を描く
- 友人や親戚と過ごす
- 政治活動，環境活動などに参加する

- 電話する
- 昼寝
- 映画を観る
- キスをする
- 時間の使い方を考える
- 食事を作る
- 近所で変わった仕事をする
- レストランに行く
- 昔を思い出す，在りし日について語らう
- 早起きをする
- 地域の動物シェルターでボランティアをする
- 日記をつける
- 祈りを唱える
- 瞑想
- 新聞を読む
- ランニング
- 裸足で歩く
- フリスビーで遊ぶ
- 10分間深呼吸する
- 縫物，織物をする
- オークションや青空市場に行く
- 新しい人と出会う
- 近くのジムで泳ぐ
- 漫画を読む

このシートはどのくらい役に立ちましたか？
1 2 3 4 5 6 7 8 9 10

氏名：　　　　面接者：　　　　記入日：　　年　　月　　日

楽しい活動の候補リスト

できるだけ多くのアイデアを書きだしましょう。クリエイティブに！

このシートはどのくらい役に立ちましたか？　　1 2 3 4 5 6 7 8 9 10　　氏名：　　　　面接者：　　　　記入日：　　年　　月　　日

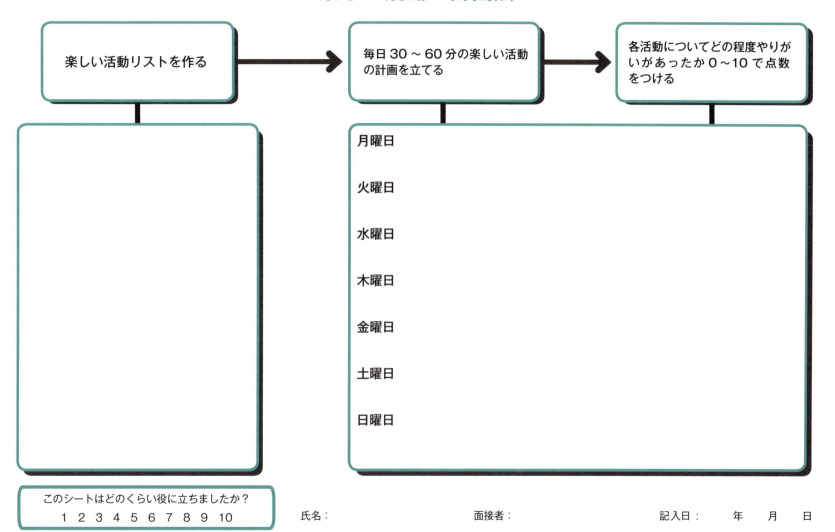

問題解決

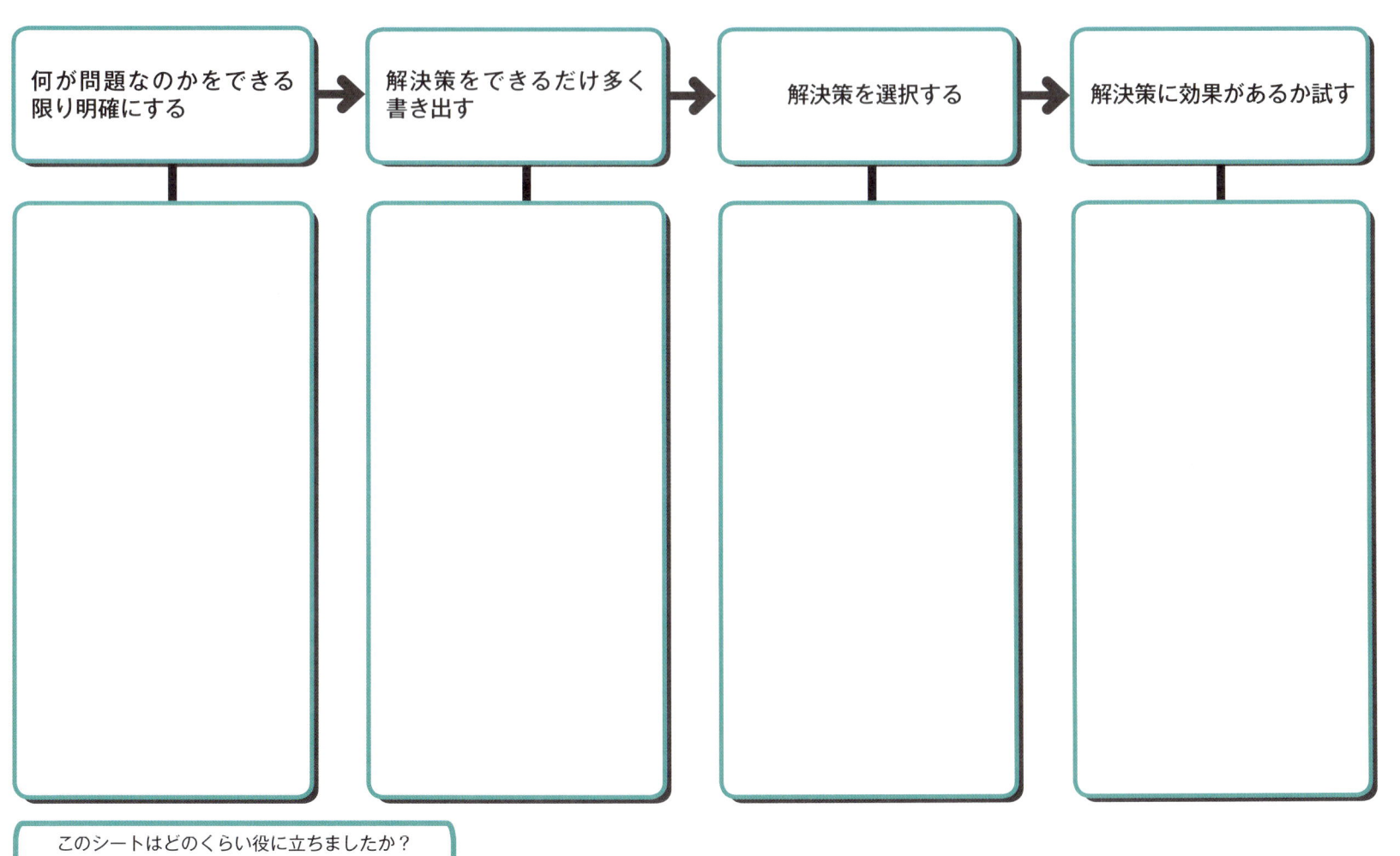

| 何が問題なのかをできる限り明確にする | 解決策をできるだけ多く書き出す | 解決策を選択する | 解決策に効果があるか試す |

このシートはどのくらい役に立ちましたか？
1 2 3 4 5 6 7 8 9 10

氏名：　　　　　　　面接者：　　　　　　　記入日：　　年　　月　　日

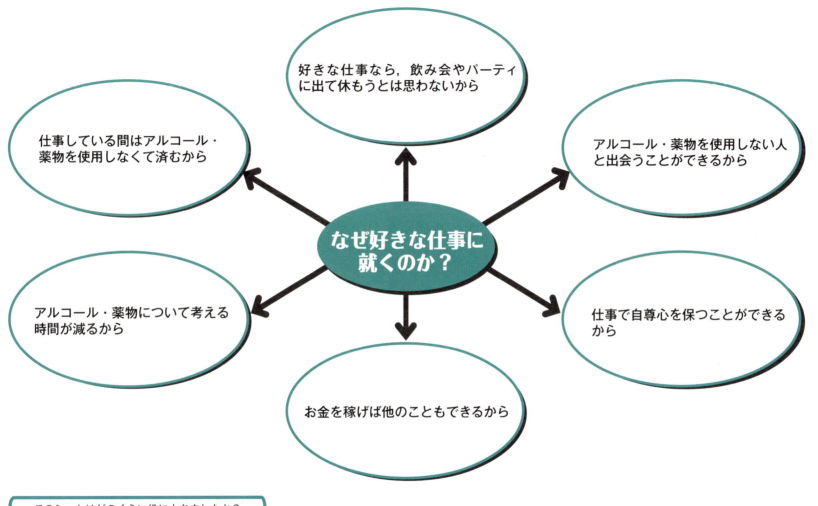

仕事を見つける

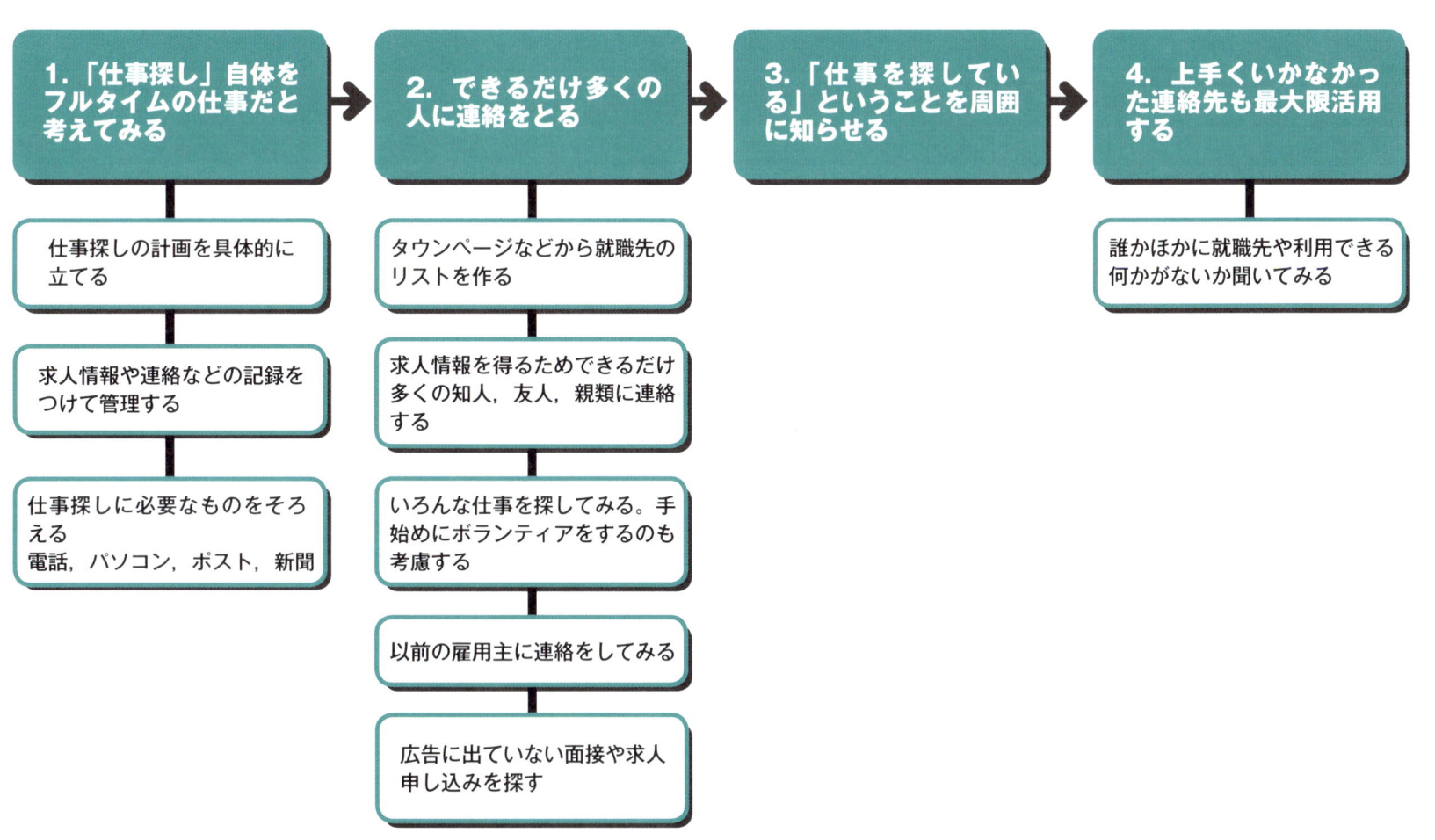

1.「仕事探し」自体をフルタイムの仕事だと考えてみる

仕事探しの計画を具体的に立てる

求人情報や連絡などの記録をつけて管理する

仕事探しに必要なものをそろえる
電話，パソコン，ポスト，新聞

2. できるだけ多くの人に連絡をとる

タウンページなどから就職先のリストを作る

求人情報を得るためできるだけ多くの知人，友人，親類に連絡する

いろんな仕事を探してみる。手始めにボランティアをするのも考慮する

以前の雇用主に連絡をしてみる

広告に出ていない面接や求人申し込みを探す

3.「仕事を探している」ということを周囲に知らせる

4. 上手くいかなかった連絡先も最大限活用する

誰かほかに就職先や利用できる何かがないか聞いてみる

このシートはどのくらい役に立ちましたか？
1 2 3 4 5 6 7 8 9 10

氏名：

面接者：

記入日：　　年　　月　　日

仕事を見つける（2）

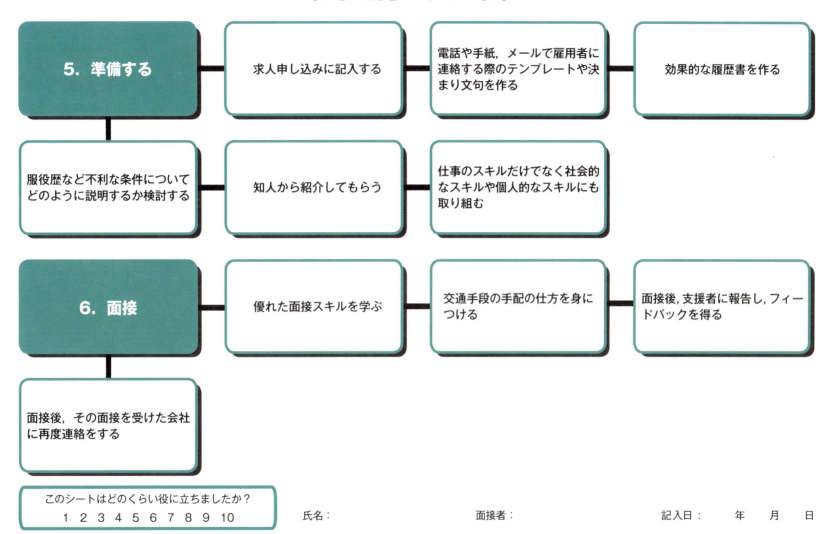

5b　アルコール・薬物の使用を避ける

- 機能分析──第 2 章の「アルコール・薬物使用行動を詳しく調べる」（p.54）マップを参照

- 自己主張（アサーティブ）を心がける（失礼になることなく）（p.95 ～ 96）

- アルコールや薬物の誘いを断る練習（p.97）と，上手な断り方の秘訣（p.98）

コミュニケーションの3つのタイプ

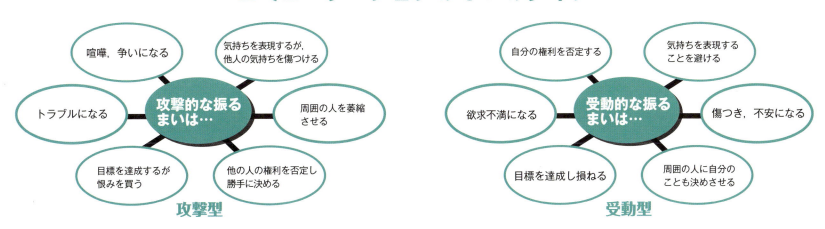

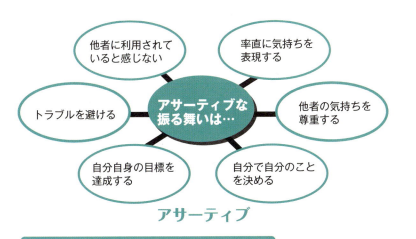

あなたの普段の振る舞いはどれになりそうですか？

1つ，例は挙げられますか？

ある状況ではどのタイプの振る舞いがベストでしょうか？

このシートはどのくらい役に立ちましたか？
1 2 3 4 5 6 7 8 9 10

氏名：　　　　　　　面接者：　　　　　　　記入日：　　年　　月　　日

アサーティブを心がける（失礼になることなく）

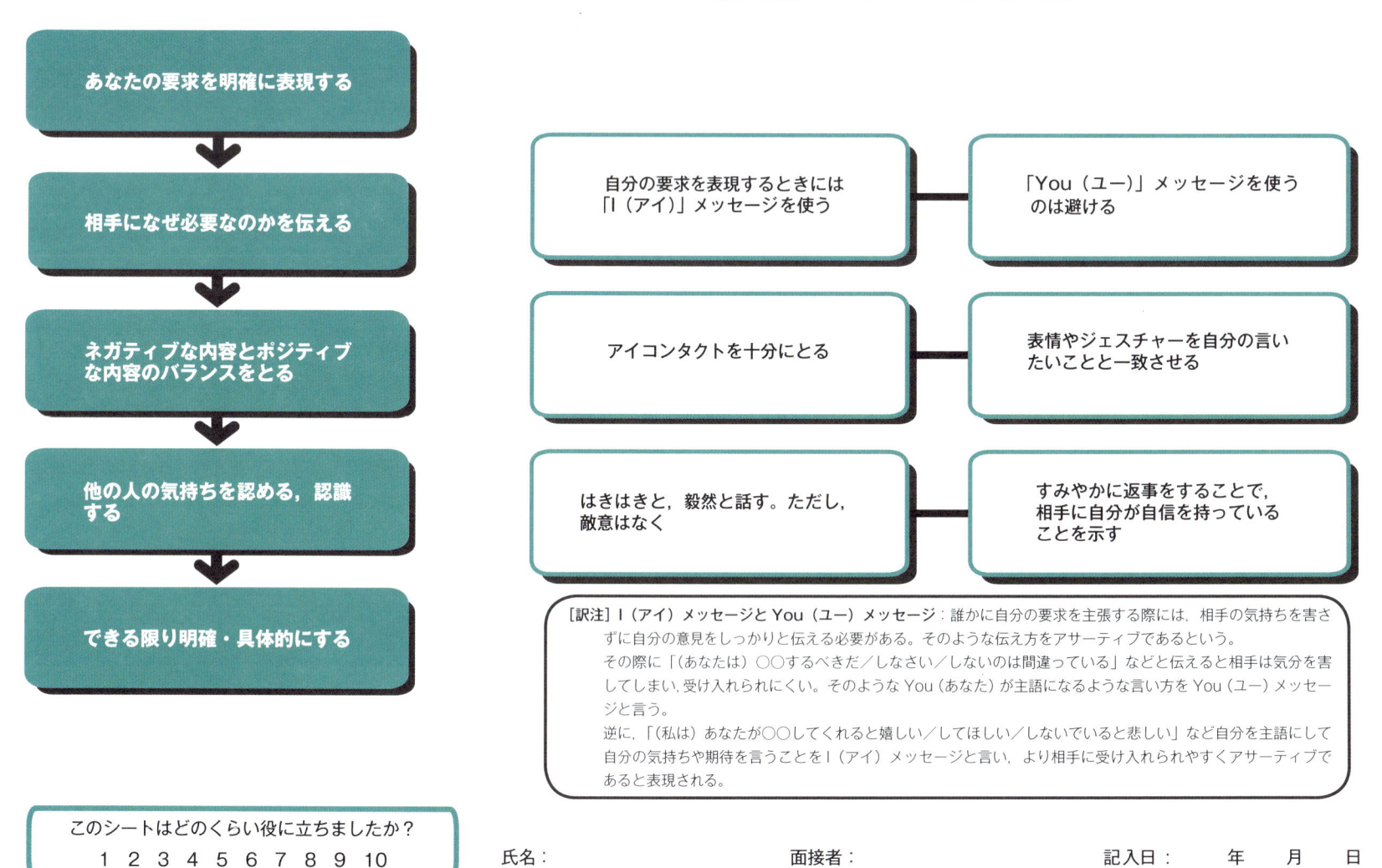

あなたの要求を明確に表現する

↓

相手になぜ必要なのかを伝える

↓

ネガティブな内容とポジティブな内容のバランスをとる

↓

他の人の気持ちを認める，認識する

↓

できる限り明確・具体的にする

自分の要求を表現するときには「I（アイ）」メッセージを使う — 「You（ユー）」メッセージを使うのは避ける

アイコンタクトを十分にとる — 表情やジェスチャーを自分の言いたいことと一致させる

はきはきと，毅然と話す。ただし，敵意はなく — すみやかに返事をすることで，相手に自分が自信を持っていることを示す

[訳注] I（アイ）メッセージと You（ユー）メッセージ：誰かに自分の要求を主張する際には，相手の気持ちを害さずに自分の意見をしっかりと伝える必要がある。そのような伝え方をアサーティブであるという。
その際に「（あなたは）○○するべきだ／しなさい／しないのは間違っている」などと伝えると相手は気分を害してしまい，受け入れられにくい。そのような You（あなた）が主語になるような言い方を You（ユー）メッセージと言う。
逆に，「（私は）あなたが○○してくれると嬉しい／してほしい／しないでいると悲しい」など自分を主語にして自分の気持ちや期待を言うことを I（アイ）メッセージと言い，より相手に受け入れられやすくアサーティブであると表現される。

このシートはどのくらい役に立ちましたか？
1 2 3 4 5 6 7 8 9 10

氏名：　　　　　面接者：　　　　　記入日：　　年　　月　　日

アルコール・薬物の誘いを断る練習

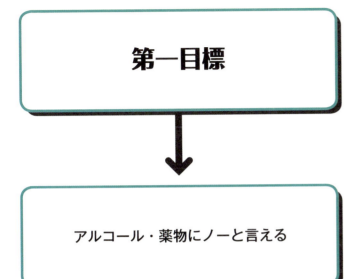

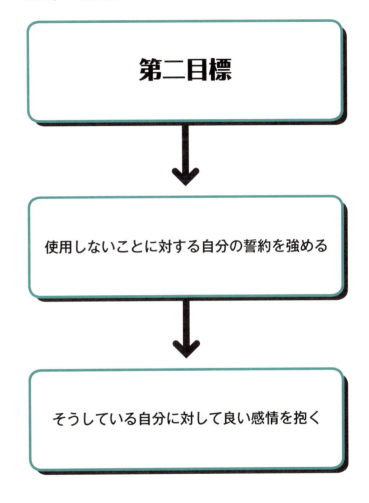

このシートはどのくらい役に立ちましたか？
1 2 3 4 5 6 7 8 9 10

氏名：　　　　　面接者：　　　　　記入日：　　年　　月　　日

上手な断り方の秘訣

「ノー」という言葉が，まず最初に言うべき言葉である

→

アルコール・薬物を勧めてくる人に，金輪際自分に勧めないよう伝える。勧められることになるような話題は避ける

ボディーランゲージが重要

→

きちんとアイコンタクトをとる

表情や口調は，真剣だと伝わるようにする

アルコール・薬物使用以外の活動を提案する

話題を変える

以下を練習に用いる：

- 起こりうる状況を想定してロールプレイをする
- 「ノー」の言い方をより良いものにする

または

このシートはどのくらい役に立ちましたか？
1 2 3 4 5 6 7 8 9 10

氏名：　　　　　　　面接者：　　　　　　　記入日：　　年　　月　　日

第6章

治療の終了とアフターケア

Exiting treatment & aftercare

- この章での重要な目標は，クライアント自身の回復力と自信を高めることです。

- 目標を設定しそれを達成することや，スキルの弱点を修正することを通して，クライアントの自尊心や自信は向上します。

- 既にあるネットワークからソーシャルサポートを構築したり，リカバリーに向かっている人と新たな繋がりを作ったりすることが，このプロセスを支え維持します。

- リカバリープランが発展するにつれて，治療的な枠組みの外での活動が増します。

- ある時点で，クライアントは治療を終えます。「リラプスプリベンション計画（再発防止のための計画）」（p.101）を作成することで専門家が担っていた役割が代替され，非専門家の役割が将来的に大きくなります。

- 「わたしのリカバリー計画」（p.110）を用いれば，治療の最終回に最終的なリカバリー計画を作成するための重要な話し合いを図式化できます。

［参考］

Marlatt GA & Donovan DM (2005) *Relapse Prevention: Maintenance Strategies in the Treatment of Addictive Behaviors.* New York: The Guilford Press

Wanigaratne S, Wallace W, Pullin J, Keaney F & Farmer R (1990) *Relapse Prevention for Addictive Behaviours.* Oxford: Blackwell Science

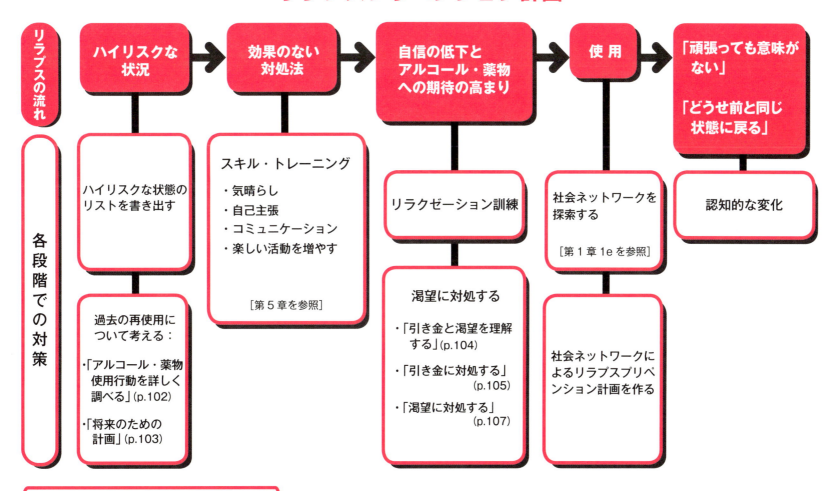

アルコール・薬物使用行動を詳しく調べる

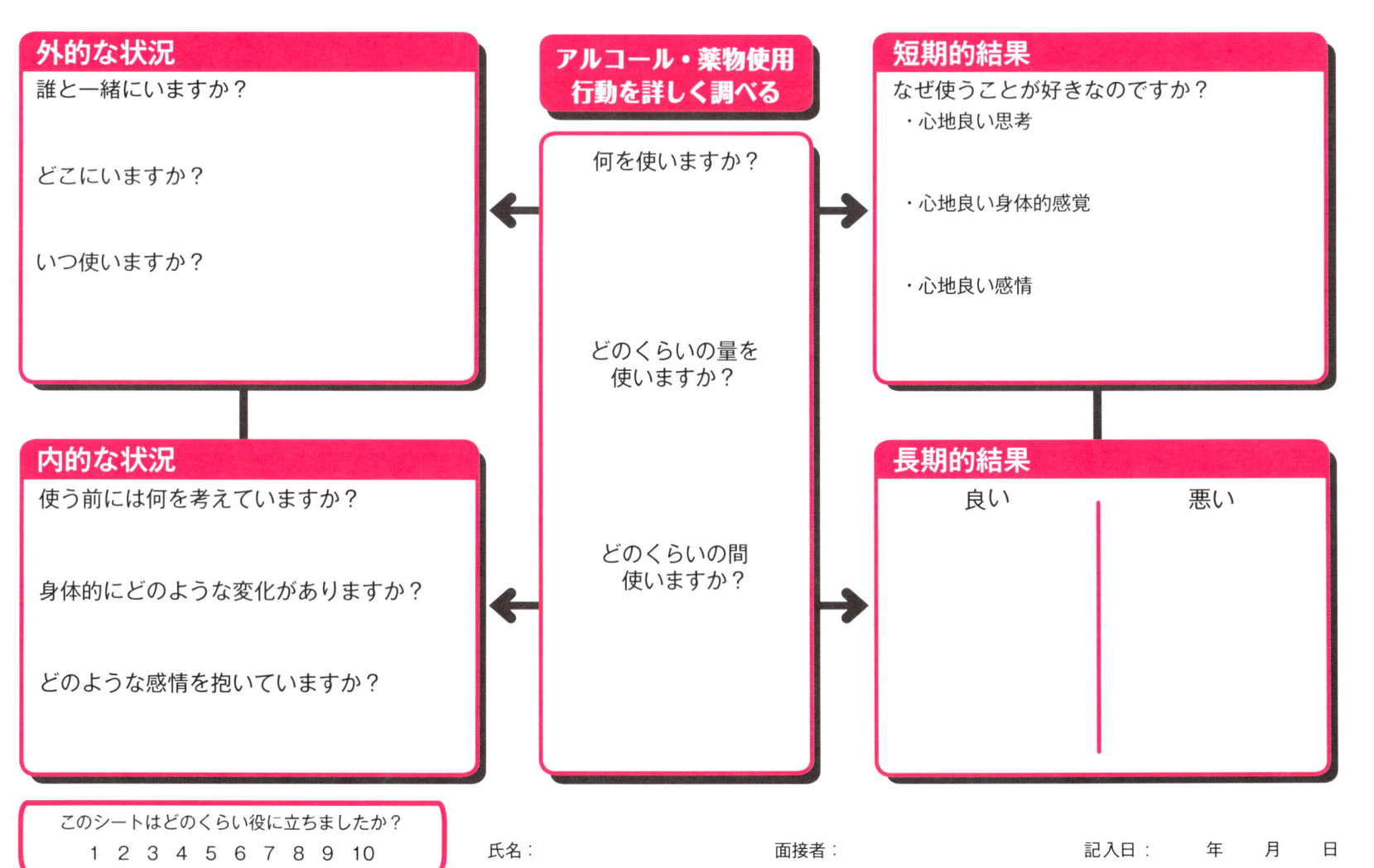

外的な状況

誰と一緒にいますか？

どこにいますか？

いつ使いますか？

アルコール・薬物使用行動を詳しく調べる

何を使いますか？

どのくらいの量を
使いますか？

どのくらいの間
使いますか？

短期的結果

なぜ使うことが好きなのですか？
・心地良い思考

・心地良い身体的感覚

・心地良い感情

内的な状況

使う前には何を考えていますか？

身体的にどのような変化がありますか？

どのような感情を抱いていますか？

長期的結果

良い　　　　　　悪い

このシートはどのくらい役に立ちましたか？
1 2 3 4 5 6 7 8 9 10

氏名：　　　　　　面接者：　　　　　　記入日：　　年　　月　　日

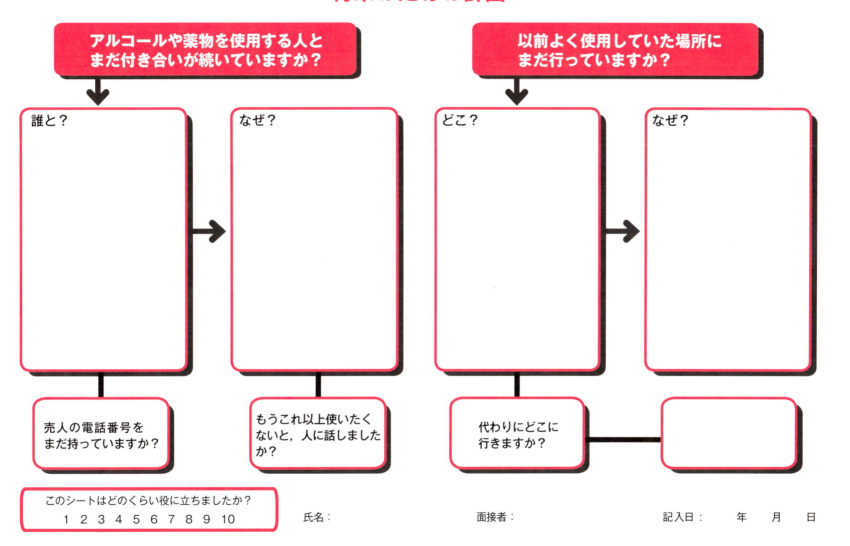

引き金と渇望を理解する

使用したい渇望を持つことは普通にあることです

渇望は外的要因や内的要因によって引き起こされます（引き金）

昔の友人に会う

パーティに行く

レストランや飲み屋の前を通る

アルコール・薬物についてのTV番組をみる

過去の使用の記憶

落ち込んだ気持ち

神経過敏と緊張

渇望は数分から数時間続くだけで，生じる頻度は次第に減ります

渇望の引き金を明らかにすることで，それらを回避したり対処する術を身につけることができます

このシートはどのくらい役に立ちましたか？
1 2 3 4 5 6 7 8 9 10

氏名：　　　　　　　　面接者：　　　　　　　　記入日：　　年　　月　　日

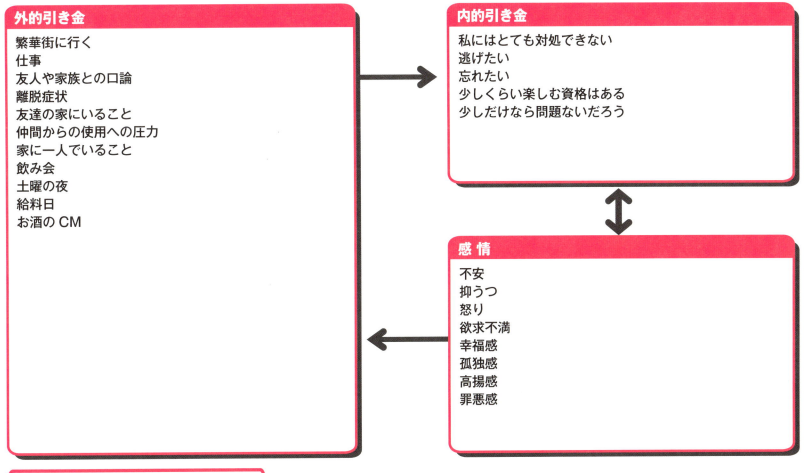

引き金にどのように対処できるか？

引き金を避ける

いつもアルコール・薬物を買っていた場所とは異なる道筋で家に帰る。

売人の家の前を通るのを避ける。

居酒屋やバーには入らない。

特定の人物を避ける。

これをうまく成功させるためにも，あなたは新しい違った活動を見つけなければいけないでしょう。

環境を再編成する

家に薬物や器具を置かない。

アルコール・薬物使用者や売人に会うかも知れないとわかっていたら，お金を持ち歩くのをやめましょう。

新しい対処法を開発する

あなたはポケットにお金，つまり使用に繋がる「引き金」を持っています。
お金を代わりのことに使いましょう。
——パートナーに電話する，楽しめる何かをする，プレゼントを買うなど。

あるいは，ジムに行く，泳ぎに行く，クラブに加入する。

このシートはどのくらい役に立ちましたか？
1 2 3 4 5 6 7 8 9 10

氏名：　　　　　　　面接者：　　　　　　　記入日：　　年　　月　　日

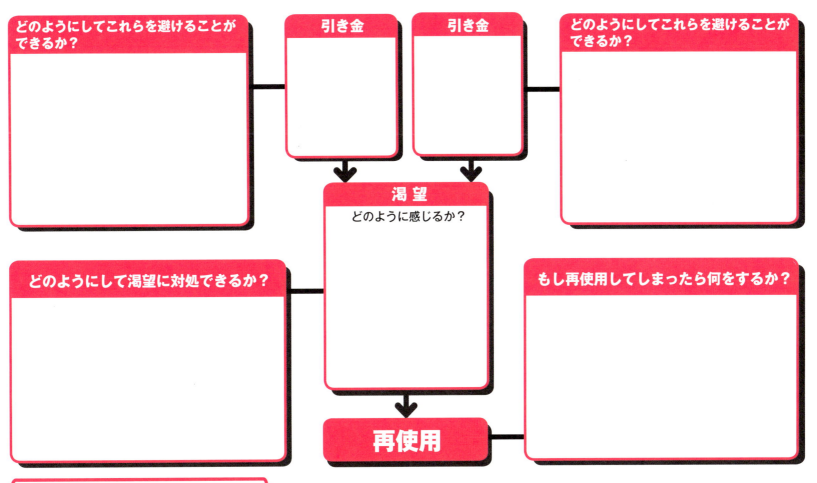

渇望にどのように対処できるか？

自分自身にかける言葉	自分自身の注意をそらす方法	自分自身をリラックスさせる方法

このシートはどのくらい役に立ちましたか？
1 2 3 4 5 6 7 8 9 10

氏名：　　　　　　　　　　面接者：　　　　　　　　　　記入日：　　年　　月　　日

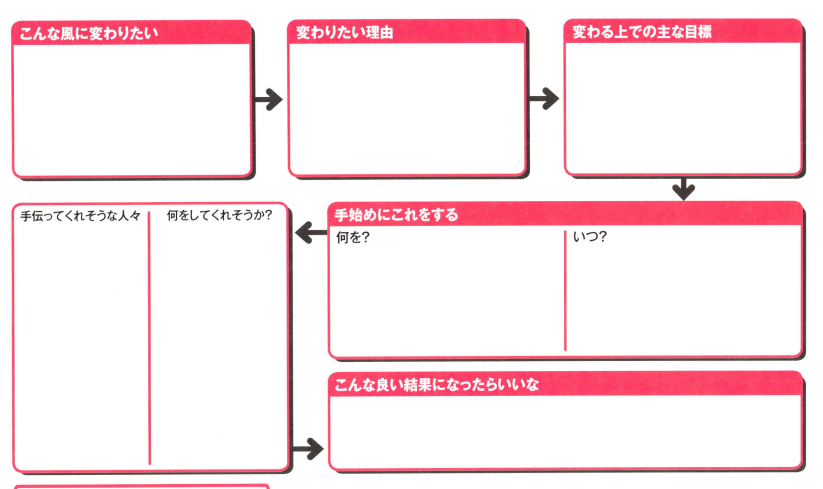

わたしのリカバリー計画

ピアサポート

家族の
サポート

両親の
サポート

住居

リカバリーの
ための受診

補足的な治療

**わたしのリカバリー
計画**

氏名 _____

日付 _____

仕事

再使用を防ぐ
スキル

精神的な健康

身体的な健康

教育

このシートはどのくらい役に立ちましたか？
1 2 3 4 5 6 7 8 9 10

氏名：

面接者：

記入日： 年 月 日

著者・訳者について

[著者]

エド・デー博士（Dr. Ed Day）

国立アディクションセンターの上級講師であり，臨床研究と教育を担当している。また，バーミンガムにおける物質使用障害クリニックのコンサルタント精神科医師として臨床業務もこなし，英国を代表するアディクション領域のエキスパートの一人である。アルコール依存症に関するNICEガイドラインや薬物依存症に対する治療ガイドラインである通称「オレンジブック」の作成ワーキンググループのメンバーの経歴を持つ。精神病症状と物質問題の両方を持つ重複障害症例の評価と管理に関するプログラムの開発や，アルコール性肝疾患により肝移植を必要とする患者の評価に関しての研究に従事した。最近では，ノード・リンク・マッピングに基づく治療マニュアルを用いて，依存症に対するエビデンスに基づく心理社会的治療の普及と教育に精力的に取り組んでいる。

[監訳者]

橋本　望（はしもと　のぞむ）

精神科医。岡山大学医学部医学科卒業。岡山赤十字病院にて卒後臨床研修を修了。その後，岡山県精神科医療センターにて精神科医師として勤務。2012年より岡山県精神科医療センター依存症部門医長。2015年～2016年までキングス・カレッジ・ロンドン精神医学・心理学・神経科学研究所依存症部門に留学し修士課程を修了。同時期に英国立ギャンブルクリニックに名誉医師として1年間勤務。現在，岡山県精神科医療センター依存症部門医長。日本アルコール関連問題学会評議員，アルコール関連問題学会誌編集委員。訳書に『アディクションのメカニズム』（金剛出版）。

齋藤暢紀（さいとう　のぶき）

精神科医。京都大学医学部医学科卒業。日本赤十字社和歌山医療センター，京都大学医学部附属病院で初期研修を修了し，岡山県精神科医療センターにて精神科医として勤務。現在は同センター依存症部門副医長。

［訳者］

宋　龍平（そう　りゅうへい）

精神科医。三重大学医学部医学科卒業。京都大学大学院医学研究科社会健康医学系専攻臨床研究者養成コース修了（公衆衛生学修士）。神戸市立医療センター西市民病院，神戸大学医学部附属病院を経て，岡山県精神科医療センターでの精神科後期研修修了。現在は同センター非常勤医師。

池上淳哉（いけうえ　じゅんや）

作業療法士。玉野総合医療専門学校作業療法学科卒業。2007 年より岡山県精神科医療センター勤務。2014 年より依存症部門に従事している。

槇　健吾（まき　けんご）

福山市医師会看護専門学校を卒業後，福山循環器病院，国立病院機構南岡山医療センターでの勤務を経て 2007 年より岡山県精神科医療センターで依存症に携わり，現在も同依存症部門に勤務している。

川上ひろみ（かわかみ　ひろみ）

看護師。2007 年 6 月より岡山県精神科医療センターに入職。2012 年より 6 年間依存症部門の看護師として勤務し，現在は外来部門に勤務している。

竹内明徳（たけうち　あきのり）

精神保健福祉士。平成 10 年特定医療法人万成病院入職。2004 年社会復帰施設ひまわり寮施設長。2008 年 4 月より岡山県精神科医療センターに入職。2013 年より 6 年間依存症部門の精神保健福祉士として勤務。2018 年より全国自治体病院精神科コメディカル部会中四国ブロック理事。

谷本健一（たにもと　けんいち）

精神科医。奈良県立医科大学医学部医学科卒業。倉敷中央病院で初期研修を終え，その後，岡山県精神科医療センターで精神科後期研修を修了した。現在は同センターの救急急性期病棟で副医長。

マッピングを用いた依存症支援マニュアル

2019年10月1日　初版第1刷発行

著　　者　エド・デー

監訳者　橋本 望，齋藤暢紀

訳　　者　宋 龍平，池上淳哉，槙 健吾，川上ひろみ，竹内明徳，谷本健一

発行者　石澤雄司

発行所　㈱星和書店
〒168-0074　東京都杉並区上高井戸1-2-5
電話　03（3329）0031（営業部）／03（3329）0033（編集部）
FAX　03（5374）7186（営業部）／03（5374）7185（編集部）
http://www.seiwa-pb.co.jp

印刷・製本　株式会社 光邦

Printed in Japan　　　　　　　　　　　　　　　　　　ISBN978-4-7911-1031-5

・本書に掲載する著作物の複製権・翻訳権・上映権・譲渡権・公衆送信権（送信可能化権を含む）は㈱星和書店が保有します。

・JCOPY〈（社）出版者著作権管理機構 委託出版物〉
本書の無断複製は著作権法上での例外を除き禁じられています。複製される場合は，そのつど事前に（社）出版者著作権管理機構（電話03-3513-6969，FAX 03-3513-6979，e-mail：info@jcopy.or.jp）の許諾を得てください。

発行：看和書店　http://www.seiwa-pb.co.jp

高機能アルコール依存症を理解する

お酒で人生を棒に振る有能な人たち

サラ・アレン・ベントン 著
水澤都加佐 監訳
伊藤真理、谷澤二郎、水澤寧子 訳

A5判 320p 定価：本体 2,800円＋税

後遺症を抱えながらも仕事をこなすことに問題をきたした「高機能アルコール依存者」。その実態と回復への鍵を当事者のインタビューと調査結果に基づいて提示。当事者である著者が先駆的な体験も踏まえ語られる。

親の依存症によって傷ついている子どもたち

物語を通じて学ぶ家族への援助

ジェリー・モー 著
水澤都加佐 監訳
水澤寧子 訳

四六判 336p 定価：本体 2,200円＋税

親の依存症によって傷ついている子どもたちは、これまで様々な手をさしのべられてきた。この書籍にいち早く気づき、現場を知り尽くした著者が、子どもたちの物語を通して、具体的な援助を紹介する。

お酒を飲んで、ガンになる人、ならない人

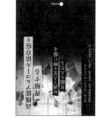

200倍以上の危険率の違い

横山顯 著

四六判 232p 定価：本体 1,500円＋税

知らないで、ガンの危険率が200倍以上お酒を飲み続けると、どんな体質の人がなりやすいのか。遺伝的体質の違いを知ることができるアルコール関連癌の予防や発見に役立ち、がんをまぬがれるための予防策である専門家でもわかりやすく丁寧に説明。

人はなぜ依存症になるのか
自己治療としてのアディクション

エドワード・J・カンツィアン，
マーク・J・アルバニーズ 著
松本俊彦 訳
A5判　232p　定価：本体 2,400円＋税

依存症者が自らの苦悩に対して自己治療を施し、その結果、依存症に陥るとする自己治療仮説は、依存症の発症と一連の経過を説明するいま最も注目を集めている理論である。依存症治療に必読の書。

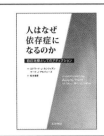

アディクション・ケースブック
「物質関連障害および嗜癖性障害群」症例集

ペトロス・ルヴォーニス，
アビゲイル・J・ヘロン 編
松本俊彦 訳
A5判　304p　定価：本体 2,700円＋税

DSM-5 の依存症・嗜癖関連障害の症例 12 例が提示され、診断と評価、治療の状況が描かれている。様々な物質の使用障害や嗜癖行動の概念や治療について具体的に書かれた嗜癖精神医学の入門書。

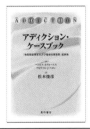

本当の依存症の話をしよう
ラットパークと薬物戦争

スチュアート・マクミラン 漫画
松本俊彦，小原圭司 監訳・解説文
井口萌娜 訳
A5判　120p　定価：本体 1,500円＋税

オーストラリアの新進気鋭の社会派漫画家が依存症問題の本質に迫った二つのノンフィクション漫画を収載。日本における依存症治療の専門家による解説で，さらに依存症問題に深く切り込む。

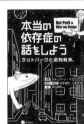

発行：星和書店　http://www.seiwa-pb.co.jp

僕らのアディクション治療法

楽しく軌道に乗ったお勧めの方法

常岡俊昭 著
四六判　212p　定価：本体 1,600円＋税

アディクションに関する知識も経験もないところからアディクション専門外来を作った著者が、患者の集め方や接し方、ワークブックの作り方など「誰でもできるアディクション治療」を紹介する。

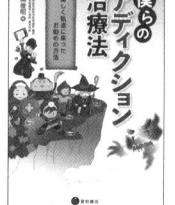

よくわかるギャンブル障害

本人のせいにしない回復・支援

蒲生裕司 著
四六判　212p　定価：本体 1,700円＋税

社会的な問題となっているギャンブル障害について、その診断と治療や、脳とギャンブルの関係、利用できる社会資源など、役立つ情報が満載。ギャンブル障害に悩むすべての人に向けた 1 冊。

クレプトマニア・万引き嗜癖からの回復

"ただで失敬" してしまう人たちの理解と再犯防止エクササイズ

テレンス・ダリル・シュルマン 著
奥田宏 監訳
松本かおり，廣澤徹 訳
A5判　272p　定価：本体 2,500円＋税

万引き依存の当事者による、病的窃盗を古典的クレプトマニア（窃盗症）よりも嗜癖的・強迫的な問題行動として捉えた回復のための実践書。理解や支援に乏しい依存問題で苦しむ方々の一助に。

発行：星和書店　http://www.seiwa-pb.co.jp